対話と承認のケア

ナラティヴが生み出す世界

宮坂道夫

医学書院

「不安でなかなか眠れません」

「なんで？」

はじめに

「対話」「承認」「ケア」。

本書のメインタイトルになっている、これら三つの言葉の関係は、思いのほか複雑である。

人と人が対話をする。対話は、単なる会話でもなければ、情報交換でもない。それは、対等の立場で向かい合って話をすることであり、お互いの価値を認め合っていなければ成り立たない。つまり、お互いを承認し合っている関係でのみ、対話が成り立つのである。

これに対して、「ケア」という言葉は、いろいろな意味で使われる。本書では、病いを抱えている人へのケアを考えるのだが、それでもその意味はさまざまである。見知らぬ人が苦しそうにしているのを見て、「大丈夫ですか」と声をかけることもケアだろうし、その人が病院に運ばれて、高度な医療技術を駆使して行われる治療もまた、ケアである。

では、ケアをする人とされる人とのあいだで、対話は成り立っているのだろうか――。

おそらく、本書を手に取っている人の多くは、こう考えるだろう。

「患者と対話をすること（あるいは、患者を対等な存在として承認すること）は、ケア者にとって、とても大切なことだ」。

ところが、実際には、対話がなくても、ケアは行われている。

たとえば、病人が意識をなくしていて、会話さえできなくても、救急車が呼ばれ、手術が行われる。その間、ケアをする人とされる人が、対話をする機会はない。あるいは、もっとありふれた場面、たとえば医療機関を受診した患者が、治療を担当した医師と話をする場面を考えてみるとよい。医師は患者の症状を聞き、治療について説明をして、同意書への署名を求めるだろうが、本当の意味で「対話」と呼べるような話をすることは、めったにない。

医療従事者にとって、患者を自分と対等な存在として「承認」しているのは、ある意味で当然のことだろうし、時間をかけて会話をする余裕がないにしても、丁寧な態度や言葉遣いを心がけて、「対話」と呼べるようなコミュニケーションに近づく努力もしているだろう。

それでも、「対話」や「承認」は、「ケア」を行うための必須要件ではなく、「実現困難な理想」として、心のどこかに沈められているものかもしれない。

＊＊＊

本書のサブタイトルに含まれているこの言葉は、「対話」「承認」「ケア」の関係に、新しい可能性を与える力をもっている。

「ナラティヴ」。

それは、対話や承認それ自体がケアになるという可能性である。

本書では、この可能性を考えるために、「ナラティヴ」を手がかりに、ケアする人とされる人の二者関係を掘り下げていく。ナラティヴ（物語）について書かれた書物はたくさんあるが、本書がそれらの書物とどう違うのかと言えば、この「ケアする人とされる人の二者関係」を、最初から最後まで軸に据えていることである。

よく言われるように、人は物語をつくりながら生きている。もっと言えば、「自分という存在」の意味や、「いまこうして生きていること」の意味を、物語をつくることで理解し、納得しようとする。これが、「私のナラティヴ」とか「自己物語」と呼ばれるものである。ナラティヴについて書かれてきたものの大半は、この「私のナラティヴ」を軸にしている。ケアとの関わりで書かれた本ならば、「私のナラティヴ」とはもっぱら「患者のナラティヴ」であり、医療従事者のような「ケアする人」は、その「患者のナラティヴ」に耳を傾ける人、すなわち「聞き手」の役割をもたされている。

これに対して、「ケアする人」の側にもナラティヴがある、というのが、本書のスタンスになっている。ケアする人とされる人が完全に対等な人間だという前提に立ち、本来は次の二つを同時に考える必要がある、ということである。

ケアする私の前に、ケアされるあなたがいる。
ケアされる私の前に、ケアするあなたがいる。

こうして並べてみると、「私のナラティヴ」とは、ケアをする人とされる人が、各々に抱えもっているものだということに気づく。もっと言うと、「私のナラティヴ」は、たった一人でつくりだすものとは限らず、「あなた」の前でつくられるのかもしれない。あるいはまた、「私のナラティヴ」を、目の前にいる「あなた」に、語って聞かせるかどうかは、あなたとの関係次第だということにも気づくのではないだろうか。

もちろん、ある人が病気になって、別の誰かがその人のケアをしているとき、二人のあいだには、入れ替えのできない絶対的な立場の違いがある。私たちは、病気の人に成り代わることはできない。そのことをわきまえながら、ケアする人とされる人の二者関係を考え、対話や承認がケアになる可能性を考えてみたい。

＊＊＊

筆者のこうした構想を後押ししてくれたのが、実際に病気にかかった人たちの体験談であり、またケアの現場で誠実に働いている医療従事者たちの姿であり、さらには数多くの研究者や思想家たちの書いたものであった。

筆者は本書を、プロフェッショナルなケア者である「保健医療」にたずさわる人と、家々の屋根の下で病者のケアをしている人に、ともに読んでほしいという気持ちで書いた。もちろん、病いを抱える人、いつかそうなる予感をどこかに抱いている人にも、本書が届いてほしいと思っている。そういう人たちが読みやすいように、できる限り、「病いの現場」で起こっている事例をあげながら各章を書いた。

それでも、「ナラティヴ」というテーマを扱うには、いくつもの領域にまたがる学問的な話を持ち出さないわけにはいかないため、少し難しく感じられるところもあるかもしれない。とりわけ第二章は、文学や言語学の領域での物語論の概略や、哲学の領域の存在論と呼ばれるものに触れていて、「病いの現場」にいる人たちには、あまり馴染みのない感じを与えるだろう。

しかし、これらの内容は、本書の内容を一貫したものとして構成するのに必要なものであり、いわば本書の「骨」のようなものである。読み飛ばしていただいてもよいのだが、そうすると、全体が骨のない姿に見えてしまうかもしれない。

残りの各章のうち、第一章は、本書の趣旨を短いエピソードで理解してもらおうとした導入で、第三章は、ここで述べてきた〈ケアする私〉〈ケアされる私〉という二者関係についての内容である。第四〜六章には、ナラティヴを用いたさまざまなケア実践（本書ではこれらをまとめて「ナラティヴ・アプローチ」と呼ぶ）が整理して収めてある。この整理のしかたも本書独自のもので、「解釈」「調停」「介入」という三つの種類のナラティヴ・アプローチとして分類してみた。そこには、有名なホワイトとエプストンの「ナラティヴ・セラピー」から、これまで「ナラティヴ・アプローチ」とは認識されてこなかった数多くのケア実践まで、多種多様なものが収められている。筆者が取り組んできた臨床倫理の内容や、最近話題の「オープンダイアローグ」、あるいは「人生紙芝居」のようなものも入っている。一つ一つがキラキラと輝いていて、個性のきわだつユニークな取り組みだが、これらを「ナラティヴ・アプローチ」という大きな風呂敷のなかに包んでみた。

このような内容に関心をもっていただけたなら、どうか本書を最後までお読みいただきたい。

イラスト　吉田秀斗
装幀　松田行正＋杉本聖士

第1章 日々のケアにひそむナラティヴ

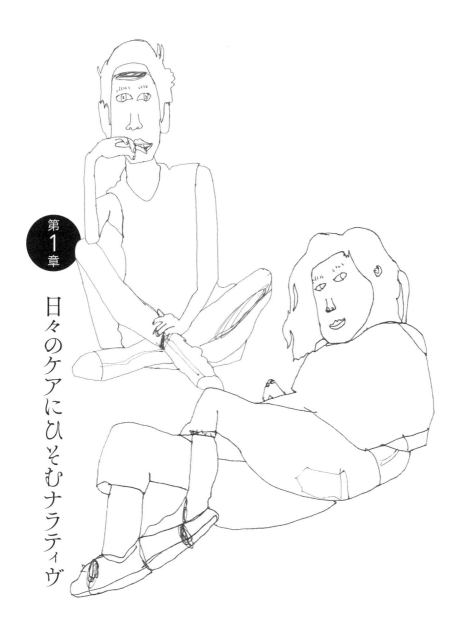

1 日々のケアにひそむナラティヴ・アプローチ

小さな物語

次の短い話は、実際の話をもとにつくられたフィクションである。

＊＊＊

1

その患者はちょうど六十歳になったばかりで、鈴木竹子という名前の小柄な女性だった。

彼女は、自分の息子くらいの年齢の医師の前では口数が少なかった。そして医師がいなくなると、きまって看護師たちに苛立ちをぶつけてきた。

あるとき、医師が病室にやってきて、抗癌剤の効果が見られないから、緩和ケア中心の治療に切り替えたい、という話をした。

医師は言葉を選んで話していた。完治を目指す治療を諦めるのだという印象をもたれないように、「緩和ケアのほうに軸足を移していく」という言い方をした。

患者はずっと黙って聞いていたが、一度もうなずかなかった。

医師が退室すると、患者は口を開いた。

「要するに、もうやれることはないから、私はお払い箱なんでしょうね」

看護師は「そんなことはないです」と応じた。

患者は、緩和ケアというものに自分が抱いている印象をまくしたてた。絶望的で、先がなくて、悲しい、無意味だ――。

看護師は黙って聞いた。それからナースステーションに戻って、同僚に愚痴をこぼした。

「どうして私たちばかりにイライラをぶつけてくるんだろう」

「ホントにね。文句があるなら直接先生に言えばいいじゃない」

「なんか、先生に対して、気に入らないこととかあるのかな」

「ちょうど先生と同い年の息子さんがいたんだよね」

「亡くなったんだよね。五年くらい前に」

「そうなの？」

「やっぱり癌らしいけど」

「それが関係しているのかな」

「何に？」

「いや、先生に話さないことにさ」

「そうかな」

2

あくる朝、化学療法をもう一セット行うか、それとも緩和ケアに切り替えるかについて、患者、医師、看護師二人が小さな会議室で話し合った。

医師から頼まれて、一人の看護師が進行役をつとめた。患者はいつものように言葉を発しなかったので、医師の説明は、誰に向けて語っているのか分からない一人語りのように響いた。薬剤の種類、期待される効果と副作用、各種の症状の変動、検査のデータ、それらに対する自分の見解――ひとまとまりの話の終わりごとに、医師は「よろしいですか」「不明な点はありますか」と患者に確認をうながしたが、患者は一度も首を縦に振らず、言葉も発しなかった。

皆が黙った状態になって一分ほどが経ったころ、進行役の看護師が、「ええと、どうしましょうかね」と声を発した。

すると医師は、腎機能が低下してきていて、回復できないダメージが見込まれるのに、さらに化学療法を続けるのは、あまりよいことだと思えないという、それまで説明してきた話の要約を早口で述べた。

「それでも鈴木さんが納得しない限り、僕らだけでは決められませんので、もう一度だけＣＴ検査をやってみて、今までの治療が効いているかいないかを確かめませんか」

「どうですか」と、看護師が患者のほうに向き直ると、患者は小さくうなずいた。

それで話し合いはお開きになった。

3

数日後、医師は患者に、CT検査の結果、効果は認められなかったと伝えた。

「残念ですが、こういう結果です」

黙り込んでいる患者の前で、医師は言葉を続けた。

「この後のことをお決めいただかないといけません」

看護師は、いつもよりいくぶん小声で話す医師の唇に、めずらしく感情が現れているように思った。自分の見立てが正しかったことを相手に突きつけるような、いつもの自信に満ちた声が、今日は縮こまっているように思えた。

患者は「すこし考えます」とつぶやいた。

久しぶりに患者から直接聞いた声だったが、医師は「そうですか」と言っただけで立ち去った。

看護師は、患者と二人で病室に取り残されたような気がした。患者は下を向いたままで、表情は見えなかったが、思い切って声をかけた。

「鈴木さんは頑張ってこられたと思います」

患者は看護師を見上げた。

一瞬、「叱られる」と思ったが、患者はシーツをぐいと引き寄せ、顔をうずめて泣きだした。

三、四分経っただろうか、患者は泣き止み、看護師を見て、そして「もう頑張る必要ないんだ」と言った。

＊＊＊

うまくできているかどうかはともかく、ここには、本書で考えていく三種類のナラティヴ・アプローチが含まれている。

第一幕の看護師たちのナースステーションでの会話は、患者という〈他者〉を読み解こうとするものに思える。これを仮に解釈的 hermeneutical なナラティヴ・アプローチと呼んでおこう。愚痴をこぼしながらも、患者の心理、家庭状況、この人が歩んできた道といったものに思いをめぐらせ、こちらの側、ケアをする側から眺めている景色が、あちらの側、ケアを受ける側からはどう見えているのかを想像する。どうして医師には何も言わず、自分たちにきつく当たってくるのか。医師と同じ年格好の息子がいたが、すこし前に癌で死んだという。そのことが、彼女にどんな影響を与えているのだろうか——。

そうやって、他人の身になって考えてみるというのは、古くから人が当たり前のように行ってきたことにほかならない。このありふれた行為を、ナラティヴを研究する人たちは、「解釈的 hermeneutical」という聖書を解釈する古い学問に由来する言い回しで形容してきた。その理由はおそらく、他者理解というものが、それほど複雑で困難なものだからである。

英語には、他人の気持ちになって考えてみよという意味の「他人の靴を履け put yourself in their shoes」という表現があるが、靴を履くことはできても、けっしてその人になりかわることはできない。まして、相手が病人で、自分は健康だという場合には、軽々しく相手の気持ちが理解できるなどと言えるはずがない。それでも、病気などを抱えて苦しんでいる人を理解しようとすることそのものを放棄することはできない。だから、せめて他者理解のためのよい方法論を考えるしかないのだが、そのための手がかりを与えてくれるのがナラティヴという概念である。

第二幕では、〈私とあなた〉という二者間ではなく、もっと多くの人が対話を行っている。司会役の看護師からすれば、〈他者の物語を読む〉という解釈的なナラティヴ・アプローチを、患者相手と医師相手に同時に行っているような状況である。そうやって複数の他者に同時に向き合いながら、そこにある不一致や対立を調停しなければならない。これを調停的 mediational なナラティヴ・アプローチと呼んでおく。特に、治療を続けるか否かというような、倫理に関わるような重い問題を考える場面では、こうした調停を注意深く行い、全員が納得するように意思決定を行うことがきわめて重要である。

この事例では、結論を出すのを先延ばしにして、「CT検査」という一つの過程をはさむという妥協案を医師が提案し、患者が受け入れている。突き詰めてしまえば、治療を続けるか否かという二者択一の選択肢しかない状況であるが、この過程をはさんだことで、患者が納得するための回路が開かれるかたちになった。

第三幕で看護師が行った「鈴木さんは頑張ってこられたと思います」という、やや思い切った声かけは、単に〈他者〉を読み解くとか、その人の立場になって考えること以上のものを含んでいる。そこでは、他者の物語にあえて立ち入るという行為がなされている。他者のナラティヴに対する自分の評価を伝え、場合によっては再考をうながしたり、修正を求めることも辞さないという積極性がここにはある。このような実践を介入的 interventional なナラティヴ・アプローチと呼んでおこう。

介入という言葉は、治療therapyと近い意味で用いられることがある。しかし、この看護師の声かけは、彼女が普段行っている治療や看護ケアの実践とは明らかに違う。薬を与えたり、手術をしたり、体を拭いたりするような、医療従事者がいわば〈本業〉として行っているものに比べると、こうした声かけは覚悟のいるものだろうが、特に専門性がある行為ではなく、いわばケア者が一人の人間として行っているものと見なされるだろう。ただし、もし彼女がカウンセリングや心理療法の技法を習得していて、その一環としてこうした言葉を発したのであれば、彼女は〈本業〉として専門性のある介入をしていることになるはずである。

いずれの場合でも、人間の物語は、小説のように完成された作品とは違って、書き換えることができる。そう信じるからこそ、ケア者はときにそれに立ち入り、願わくばそれがもっとよい物語になるような関わりをしようとするのである。

空気のようなナラティヴ・アプローチ

このように、解釈、調停、介入という三つの様相をもつナラティヴ・アプローチは、日常の保健医療の実践のなかに、ごく普通に組み込まれている。ここに描いたのは病院での一場面であるが、場所を地域の介護施設や患者の家に置き換えて、ケアマネージャーや家族が患者と何らかの問題について話し合っている場面に置き換えてもよい。

もちろん、ナラティヴ・アプローチのなかには、かなり特別なもの、たとえば心理療法の特別な技法であるナラティヴ・セラピーのようなものも含まれる。しかし、そのような専門性の高いものでなくとも、私たちが普通に行っている対話的な営みのなかに、ナラティヴ・アプローチは存在する。夫婦のどちらかが病いにおかされたときに、相手の気持ちを理解しようとし、難しい選択について話し合い、沈みそうになる相手の気持ちを解きほぐそうとする、というように。

だとすると、ナラティヴ・アプローチは特別なものではなく、保健医療の専門家が行うようなものでもなく、わざわざ「ナラティヴ・アプローチ」などと大仰な名前をつけてとらえる必要があるのかと思われるかもしれない。先ほどの小話の三幕のどの場面についても、医療従事者たちは、自分たちが行っているのがナラティヴ・アプローチだと自覚していないかもしれない。この、特別なものと見なされないところに、ナラティヴ・アプローチの落とし穴がある。

私たちは、保健医療の専門家によって提供される定式化された実践（検査、診断、治療、カウンセリング、リハビリテーション、看護、介護など）だけに特別な地位を与え、対話的な実践に対しては、患者への「指導」や「情報提供」など、ごく限られたものを除いて名前も与えず、診療報酬の対象にもしていない。[1]先ほどの小話では、抗癌剤、緩和ケア、CT検査にはそれぞれ名前があり、それを行うか否かが医療者にとっても患者にとっても関心の対象であり、それを行うことで診療報酬が支払われる。

しかし、私がさきほど解釈、調停、介入という三つの名前をつけたナラティヴ・アプローチについては、多くの人が検査や治療と同じくらい意味のあるものと見なすはずなのに、心理療法などの専門的な実践を除いて、特に具体的な名前をつけて呼ばず、たとえば「全人的な医療」というような、響きはよいが、具体的に何を意味するのか分からない名前をつけて扱うくらいだろう。もっと言えば、こういった実践を丁寧に行うには、ある種の能力や態度、一定の技能の習得とともに、相当な修練なり経験なりが要ることは、誰でも了解するだろう。ところが、こういったものを学ぶカリキュラムは、日本の医療従事者養成課程にはほとんど存在しない。

最近では、医師、歯科医師、獣医師、六年制課程で学ぶ薬剤師の教育のなかで、OSCE（Objective Structured Clinical Examination：客観的臨床能力試験）が採り入れられてはいるが、これは診断のために必要な情報を患者から的確に得るという意味での「臨床能力」を習得させるためのものであり、対話・ナラティヴという広い視界のなかのごく小さな範囲に限定されたものでしかない。対話に専門性を認めない考え方は、日本の医学教育の弱点になっている。

2　ナラティヴのブームと誤解

ナラティヴのブーム

ナラティヴ・アプローチというものを、こんなふうに日常の保健医療の実践のなかに普通に組み込まれているものととらえることについて、違和感を覚える人もいるかもしれない。ならば、ナラティヴ・アプローチとは何か、ナラティヴとは何かについて、少し時間をさかのぼって考えてみよう。

「ナラティヴ」という言葉は、ほとんどの医療従事者が聞いたことはあるという程度には、ヘルスケアの世界に浸透している。その背景には、二〇〇〇年前後に国内外で起こった「ナラティヴ」のブームがあった。

一九九二年に、ナラティヴ・セラピーの考案者であるマイケル・ホワイトとデビット・エプストンの『物語としての家族』（一九九二年）が翻訳されて以降、アーサー・クラインマンの『病いの語り』（一九九六年）、シーラ・マクナミーとケネス・ガーゲンの『ナラティヴ・セラピー』（一九九七年）、小森康永・野口裕二・野村直樹の『ナラティヴ・セラピーの世界』（一九九九年）、小森康永の『ナラティヴ・セラピーを読む』（同）、やまだようこ編の『人生を物語る』（二〇〇〇年）、トリシャ・グリーンハルとブライアン・ハーウィッツの『ナラティブ・ベイスト・メディスン』（二〇〇一年）、高橋規子と吉川悟の『ナラティヴ・セラピー入門』（同）、アーサー・フランクの『傷ついた物語の語り手』（二〇〇二年）、森岡正芳の『物語としての面接』（同）、野口裕二の『物語としてのケア』（同）、斎藤清二と岸本寛史の『ナラティブ・ベイスト・メディスンの実践』（二〇〇三年）、デイヴィッド・ナイランドの『ＡＤＨＤへのナラティヴ・アプローチ』（二〇〇六年）、ショーナ・ラッセルとマギー・ケアリーの『ナラティヴ・セラピーみんなのＱ＆Ａ』（同）、江口重幸・斎藤清二・野村直樹編の『ナラティヴと医療』（同）と、ナラティヴ・アプローチについての本が立て続けに刊行された。

これらの刊行物には、心理療法としてのナラティヴ・アプローチと、ヘルスケア全体のなかでのナラティヴ・アプローチとが混在しているのだが、この二つの関係については、これまであまり明示的に論じられてこなかった。

心理療法に関しては、「ナラティヴ・セラピー」という特別な技法として登場したために、そこにヘルスケア全般に適用できる手がかりがあるように感じる人はいたが、あくまで心理療法の一連の技法としての位置づけが与えられただけになってしまった感がある。

ヘルスケア全般のなかで実践可能なナラティヴ・アプローチについては、たとえば「ナラティブ・ベイスト・メディスン」とか「ナラティヴ・メディスン」という言葉は医療従事者の関心をいったんは引いたものの、そこにどのような具体的技法が含まれているのかが明確に伝わらず、特別なものと見なされず、そのままやり過ごされてしまったように思う。

最近日本で特別な関心を向けられているオープンダイアローグなどは、ナラティヴという概念の本来の意味に照らしてとらえれば、まさしくナラティヴ・アプローチの新しい実践と思えるのだが、そのように考える人は少ない。これ以外にも、ナラティヴ・アプローチと見なすことができそうな技法がたくさんある。

本書の一つの意図は、そうやって、ヘルスケアのなかに散らばっている多様な実践を、ナラティヴ・アプローチという大きな視界のなかに位置づけることにある。

視点、役割の固定

ナラティヴのブームがやり過ごされていくうちに、ナラティヴは単に「語り」などととらえられ、ナラティブ・ベイスト・メディスンは「患者の話をよく聞こう」というキャッチフレーズのようなものと見なされていった。しかし、そのように見なしてしまうと、ナラティヴという概念のもつ多面性が見失われることになる。ナラティヴを「患者の話を聞くこと」と考える人の頭からは、自分に向ける視点がすっぽり抜け落ちている。

つまり、解釈をするのは医療従事者で、解釈の対象が患者である、という立場が固定されているのだ。ナラティヴとはあくまで患者のナラティヴであって、自分たちの側にも固有のナラティヴがあるという発想がない。先ほどの小話の最初のほうに、「要するに、もうやれることはないから、私はお払い箱なんでしょうね」という患者の発言があったが、これは患者の側が「医療従事者のナラティヴ」を自分流に解釈していることを表しているのではないだろうか。

「医療」とは、職業的に行われるヘルスケアであり、そこではケア者と被ケア者の役割が固定されている。しかし、家庭のなかで私的に行われるヘルスケアというものを考えてみれば気づくように、ケア者と被ケア者の役割は、本来は完全に固定されていたり、きっぱりと分かれていたりするものではない。医師でも病気になれば被ケア者になるのだし、重い病気の患者でも、家族のなかでは役割を維持していて、他の人に対するケア者の役割を果たしていることもある。間もなく亡くなるというような末期の病気を抱える人が、家のなかにいるだけで家族の支えになっているというような状況はめずらしくない。

ケア者と被ケア者の関係性を、人生史の時間という次元でとらえてみると、また違った視界が開けてくる。病人にとっての時間は、人生のある時点で病気になり、症状が悪化して会社を休み、病院にかかることになったというように、長い経過をもっている。しかし、職業的なケア提供者は、それよりもずっと短い時間のなかで患者と接するにすぎない。人生史の時間を抱えもっている患者と、そのなかのわずかな時間しか知らない医療従事者とでは、同じものが違って見えることが起こりうる。眼科医の集まりで、ベテランの眼科医が、九十歳を超えた患者に白内障の手術を勧めたときに、「もう見えなくていいんです」と言われた経験を印象深く語っていた。[2]「いくら高齢でも、簡単な手術で確実に視力を回復できるのに」と残念がる医師の感覚と、患者の感覚とのズレには、両者の時間に対する認識の違いが反映しているように思える。

このように、ナラティヴという概念には、関係性や時間性といったものが含まれていて、ヘルスケアという人間の営みを広い視界でとらえるのに適している。これを単に「話を聞く」という次元だけのものにしてしまうのは、あまりに惜しい。

誰がナラティヴ・アプローチを実践すべきか

ヘルスケアのなかでナラティヴ・アプローチの専門性が認められていない、と述べた。しかし、心のケアの専門家である精神科医や心理療法士、カウンセラーなどがいるではないかと思われるかもしれない。これについては第六章で詳しく見るが、私たちの社会では、こうした専門家がいるにもかかわらず、その支援を受けている人が非常に少ないという現実がある。私たちが何かの症状を感じて医療機関にかかったときに、メディアなどでよく聞く「心のケア」の類いのものをどれほど受けているだろうか。あるいは少なくとも、そのようなものを行っている専門家の存在を知らされることがどれほどあるだろうか。もっと言えば、そもそも私たちは、心のケアを受けることに何となく抵抗を感じているのではないだろうか――。

カウンセリングの有名な教科書を書いたジェラード・イーガンは、対話によって援助を行う人の範囲について、四つのグループに分けて論じている。[3]

第一のグループは、カウンセラー、精神科医、心理学者、ソーシャルワーカーといった「社会的・心理的な問題を扱う専門家」として社会的に認識されている人たちである。

第二のグループは、コンサルタント、歯科医、医師、弁護士、牧師、看護師、警察官、保護司、教師など、「それぞれの職業の専門家でありながら、危機的状況の際には、クライエントの社会的・心理的問題への援助ができることを期待される」人たちである。

第三は、マネージャー、監督、バーテンダー、美容師などの「市井の援助者」のグループであり、社会的・心理的な問題を扱うための専門的な教育を受けていないが、自分が関わっている人からの相談に乗り、心の支えになっている人たちである。

第四のグループには、友人、知人、親類、あるいは見知らぬ人でさえも、相談を求められた際に、それに応じようとするすべての人が入る。

このようなケア者の四層構造は、欧米に限らず、日本社会でも存在していると見なして何ら問題はないだろう。問題があるとすれば、そのような四層構造での対話的支援が有機的につながり、補い合って、心身の苦痛を抱える人を支えるしくみができていないことであり、また国民のなかに、心のケアを受けることが、身体の病気の治療を受けることと同等に重要なもので、恥ずかしいことでもないという意識が根づいていないことだろう。

残念ながら、日本は自殺者の多い国であり続けている。殺人のような暴力事件の発生は少ないではないかと言う人がいるが、自殺を自己への暴力ととらえれば、日本社会には、自爆型の暴力がつねに起こり続けていると言えるかもしれない。

本書のもう一つの意図は、ナラティヴ・アプローチというものを、異なる階層にいる人たちが専門性の違いを超えて取り組める対話実践と位置づけ、それによって心のケアに対する社会的な障壁を少しでも低くすることに、わずかでも貢献することである。

第2章 ナラティヴとは何か

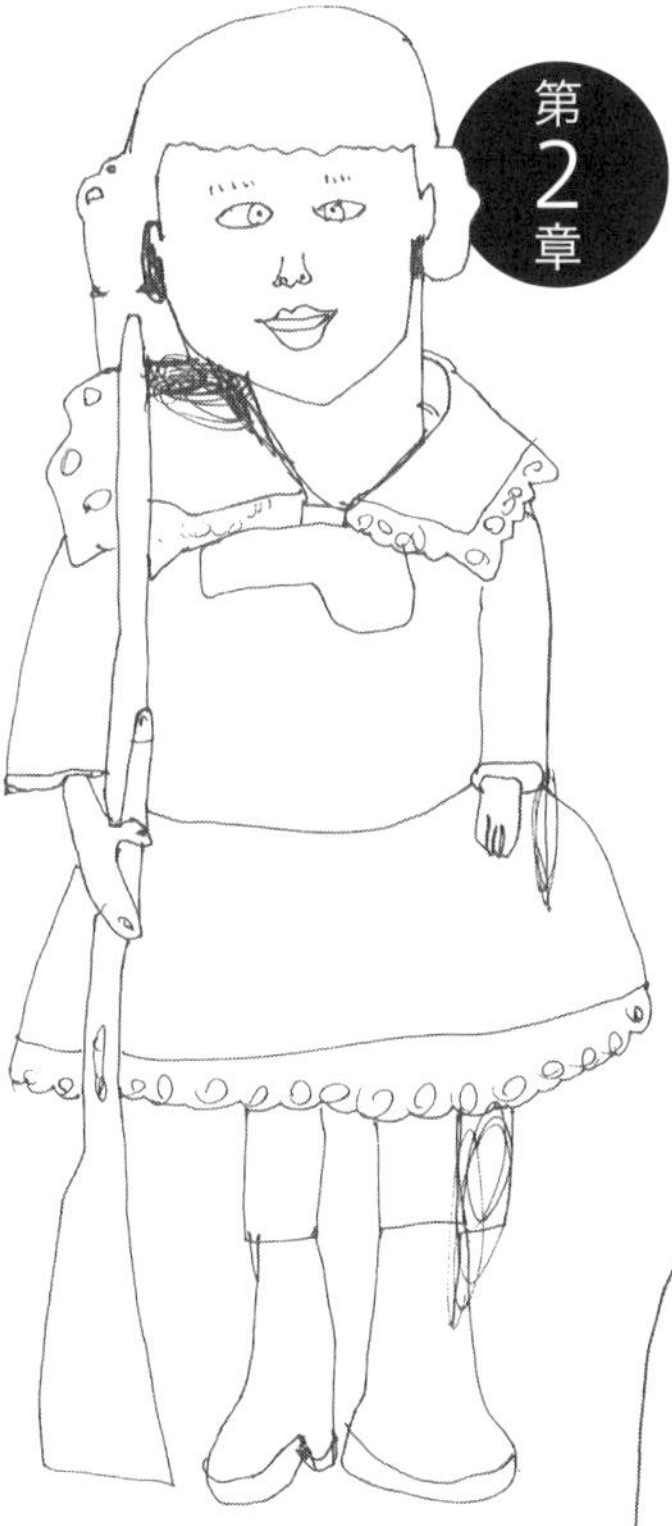

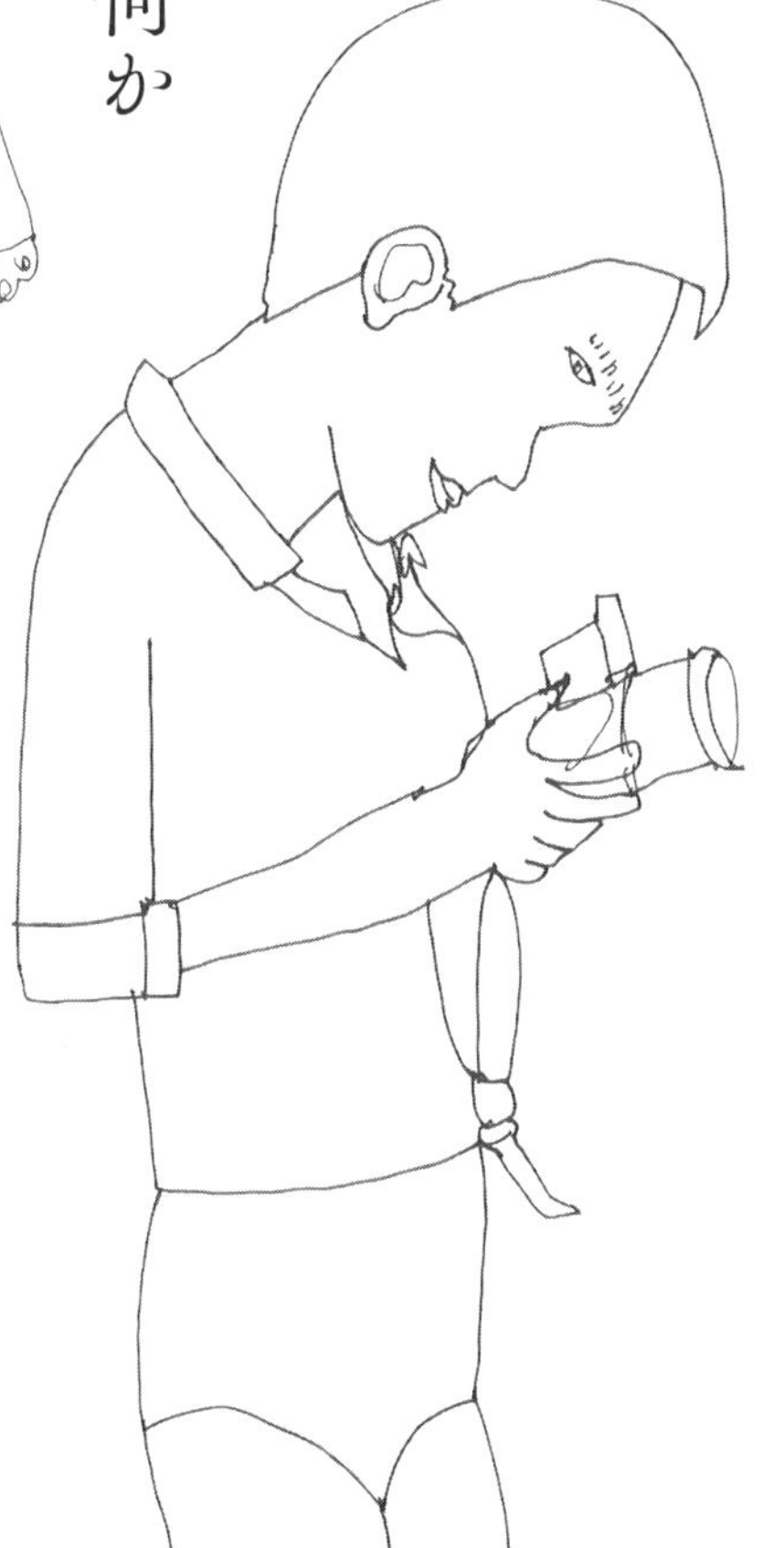

1 言葉の話

ナラティヴ、ストーリー、物語

「ナラティヴ」という言葉は、もう二十年も使われている。それなのに、今でもこの言葉を発するときに、すこし決まりの悪い感じがある。それは、この言葉が一つのものとして定まっていないままに使われているという奇妙な状況があるためである。最初にこの言葉の問題に簡単に触れておこう。

まず、「ナラティヴ」というカタカナ言葉を使うか、それとも和語の「物語」を訳語として充てるか、という問題がある。

ナラティヴに限らず、対話に関連したヘルスケア用語には、カタカナ語が多い。インフォームド・コンセント、オープンダイアローグ、アドバンス・ディレクティブ、アドバンス・ケア・プランニング等々と、カタカナ語が溢れている。「ナラティヴ」の代わりに「物語」という使い馴染んでいる和語を使えばよいではないかと思うのだが、それがうまくいかないのである。

その原因は、日本語への翻訳上の問題以前に、原語のほうにある。英語には、ナラティヴ narrative のほかにストーリー story という言葉がある[1]。この二つは、ナラティヴについて研究する人たちのあいだでは、明確に定義が分けられていないのに、実際の使われ方が違っている。たとえば、人生についての物語のことを「ライフ・ストーリー life story」と言うが、「ライフ・ナラティヴ life narrative」とはまず言わない。人々が身の上話などを語ることを「ストーリー・テリングstory-telling」と言うが、「ナラティヴ・テリングnarrative-telling」は聞かない。

文法的には、ナラティヴnarrativeは名詞と形容詞を兼ねていて、動詞形のnarrateがある。だからストーリー・テリングのことをナレーティングnarratingと言ってもよさそうに思えるが、これだと語られる内容（語りの客体）が抜け落ちているように響く。ストーリーstoryは基本的には名詞としてのみ使われ、narrateに相当する動詞形がない。研究者のなかには、storyをあえて動詞として使う人がいるが、一般の人はそのような使い方はあまりしない。

両者の違いは語源にさかのぼる。ナラティヴはラテン語のnarrareに由来する。これは「述べる、説明する、物語る」といった行為を表す動詞である。ストーリーはラテン語のhistoriaに由来する。これは、「物語、歴史、説明」などを意味する名詞で、簡略化されてstoriaとなり、英語のstoryになった（ちなみに英語ではhistoryとstoryが異なる語として定着したが、フランス語ではhistoireという一つの語が歴史と物語の両方の意味で使われている）。

このために、現在でもナラティヴは「語る」という動詞（行為）としてのニュアンスが強く、ストーリーは「語られたもの」という名詞（ひとまとまりの話）としてのニュアンスが強い。

「物語」という和語に込められているもの

ひるがえって、日本語の「物語」を考えてみると、この言葉は相当に古く、特別なニュアンスをもつ言葉であるらしい。私たちが今日使っている熟語には、明治時代に欧米の言葉を翻訳してつくられたものが多い。愛、衛生、社会、存在、自然、権利、自由、憲法、個人、近代、美、恋愛、芸術など、本書のテーマにも関わるような基本的な言葉の多くが翻訳語である。▼2 しかし、「物語」はこれらとは違う。万葉集に「青みづら　依網《よさみ》の原に　人も逢はぬかも　石走《いは》る　淡江県《あふみあがた》の　物語せむ」という柿本人麻呂の歌があり、遅くとも八世紀には物語という言葉が存在していた証拠とされている。

「物語」は「もの」と「かたり」という二つの要素から構成されていて、この一語で、語りの客体と語る行為とを同時に言い表せそうに思える。しかし、「もの」は単なる語りの客体ではなく、特別なものを意味するとされる。「もののけ」は、人にとりついて病気にしたり死なせたりする死霊や生き霊を指し、「もののあわれ」は、自然現象や生老病死などの人生の局面と、それに触れたときに心中に起こる感動を一体のものとして表現している。

いずれの場合にも、「もの」が指し示す対象は特別なものに限られる。同様に、「ものがたり」は単に「あることについての話」ではなく、「特別なことについての話」「語るべき価値があることについての話」なのである。

今日の物語論では、この「語るべき価値」を報告価値 tellability と呼ぶのだが、「物語」という和語そのものに物語価値のニュアンスが含まれている。これが「ナラティヴ」や「ストーリー」と大きく違う点である。「物語」とは、「単なるストーリー」ではなく、「特別なストーリー」なのである。このことは、「物語文学」が早くから日本文学を代表するジャンルとなり、「竹取物語」「伊勢物語」「宇津保物語」「源氏物語」といったすぐれた作品が九世紀以降に数多く生みだされたことによく表れている。

そのため、ナラティヴに関連する欧米語を「物語」を使って表現すると、客体としての物語のニュアンスが非常に強くなり、語るという行為のニュアンスが薄まってしまう。たとえば、narrative account とか、narrative identity という語を、それぞれ「物語的説明」「物語的アイデンティティ」と訳した場合、「ストーリー的な」に近い響きになってしまう。それに目をつぶって使いもするのだが、原語のもつ「語る」という動詞的なニュアンスが伝わらないように思えてもどかしさを感じるのである。

この難点を克服する一つの方法として、語るという行為のニュアンスを強調するために、「ナラティヴ」に「物語り」という訳語を充てることもできるだろう。そして、「ストーリー」のほうに「物語」を充てて訳し分ければ、原語のニュアンスの違いにより近くなる。ところが、この使い分けには、単純な難点が残ってしまう。それは、「物語り」は「物語」と、音の上では区別がつかないことである。発音する際に、いちいち「送り仮名がつく方・つかない方」というような補足をつけなければならなくなってしまう。

以上、言葉の問題を論じてきたが、本書では「ナラティヴ」と「物語」とを基本的には区別しない。動詞的なニュアンスを伝えたい場合には「ナラティヴ」を用い、名詞的なニュアンスを伝えたい場合には「物語」を用いるようにしたいところだが、そのような区別自体が判然としないことが多い。熟語としての和語を使いたい場合には、動詞的なニュアンスが薄まることをやむなしとして、「物語（的）〜」とする。

それから、こちらについては詳しい説明を省くが、本書で考えたいのは、「医学 medicine」とその周辺にあるものだけでなく、介護福祉の領域や教育現場、さらには職場や家庭でなされる、人と人のあいだの、健康と病いをめぐる「ケア」のすべてである。英語には、このような広いニュアンスをもつhealthcareというぴったりの言葉があるのだが、日本語にはこれに相当する言葉がない。そのために、「医療」や「保健医療」では意味が狭く限定されてしまうような場合には、カタカナ語の「ヘルスケア」を使うことにする。

2 文学と言語学の物語論

物語の三要件

さて、「ナラティヴ」あるいは「物語」とは何なのだろうか。実は、「ナラティヴ」という言葉の表記だけでなく、この言葉の定義も、一つのものとして定まってはいないのである。どうしてそのような状況にあるのかと言えば、ナラティヴというものがそれほど複雑で、かつ多面的なものだから、としか言いようがない。

それでも、文学や言語学の領域では、ナラティヴの定義が緻密に論じられてきた。ヘルスケアのナラティヴを考えるにしても、そこでの議論を無視することはできない。

ここでは、文学や言語学のなかで論じられてきたもののうち、ヘルスケアを含めた現実世界のナラティヴを考えるうえで特に重要なものについて概観する。

物語を学術的に探求する物語論 narratology は、二十世紀後半に、文学研究の方法論として生まれた。そこでは、文学作品としての物語そのものを解読するのではなく、物語を物語として成り立たせているものを探求することが目指された。

このようなとらえ方の起源は、古代ギリシアのアリストテレスの『詩学』[3]にさかのぼる。彼が生きた紀元前四世紀のギリシアでは、物語が花開いていて、有名なホメロスの『イーリアス』や『オデュッセイア』のように、神々や英雄の活躍を高揚した文体で歌う長編の叙事詩をはじめ、悲劇や喜劇、吹奏や弾琴による音楽にも物語としての要素があった。

アリストテレスが物語の条件として見いだしたものは多岐にわたるが、大きくは次の三点にまとめることができる[4]。

(1)物語は模擬的再現という行為である

あらゆる芸術的表現は、すべて模擬的再現 μίμησις《ミメーシス》である。叙事詩も悲劇も喜劇も、あるいは音楽であっても同じである。多種多様な芸術表現の違いは、模擬的再現のために何を使うかでしかない。色彩や形態を使って似姿をつくりながらの再現もあれば、音やリズムでの再現もある。模擬的再現は人間に自然に備わった本能で、子どもが最初にものを学ぶのも模倣と再現によってである。

(2)物語には特定の構造的特徴がある

悲劇はその内容の多様性にかかわらず、筋、性格、思想、語法、音楽、外観の六つの構造上の要素をもっている。このうち最も重要なものが筋すなわち「もろもろの出来事の組み立て」であり、その出来不出来によって模倣再現の質が決まる。筋は全体として適切な大きさになっていて、始まりと中間と終わりの三つの部分があり、その各部分が秩序だっていて、かつ適切な大きさをもっているべきである。

(3)物語は、語り手が聞き手の関心を引き続ける情動的な仕掛けをもっている

悲劇においては、「逆変転」と「発見的再認」のいずれかを含む筋のほうが、優れたものとなりやすい。逆変転とはどんでん返しのことで、劇中の行為の結果が、それまでの成りゆきとは反対の方向へと転換することである。発見的再認とは、無知の状態から何事かを発見して認識を改めることである。

時間というもう一つの要素

アリストテレスの物語論を、今日の視点で見返したとき、その洞察にあらためて感心する。現在、小説や映画として創作される物語はきわめて多岐にわたり、アリストテレスの時代には考えられなかったような実験的なものもつくられている。アンドレ・ブルトンの『溶ける魚』のように、あらかじめ何を書くかを決めずに文章を書き進めたとされる作品さえもある。

それでも、模擬的再現、構造的特徴、情動的仕掛けという三つの要素は、ある作品が物語として最小限の要件である物語性をもつか否かを判別するのに使うことができる(物語性がないとしても、必ずしも芸術的な価値がないというわけではないのだが)。

ただ一つ、アリストテレスの要件につけ足すべきものがあるとすれば、物語のなかには時間が流れる、という要素であろう。物語のなかには、異なる時点で起こった出来事が含まれている。現実に流れる時間とは違って、物語のなかの時間の流れは、語り手によって操られ、大きく巻き戻されたり、突然何年も先に進められたりする。それでも、読者が物語のなかで起こった出来事を時系列で整理することは、大抵の場合は不可能ではない。

ある一つの出来事だけで完結する物語でさえも、そこには時間が流れる。たとえば、アーネスト・ヘミングウェイの短編小説『殺し屋』は、一時間あまりの短い時間のなかで交わされた二人の殺し屋の会話や、それを聞く食堂の人々の様子などが、簡潔にして濃密な文章で描かれている。そこに流れるのは、物理的にはほんの短い時間でのことにすぎないが、登場人物の心理状態の変化などを、年表のように時系列で整理することはできる。

時間という要素は、単に物語のなかにだけあるのではない。誰かが物語を語り（書き）、誰かがそれを聞く（読む）という、行為としての側面に注目する必要もある。ヘミングウェイは『殺し屋』を一時間で書き上げたわけではないだろうし、読者はこの小説を数日かけて読むこともできる。物語のなかで流れる時間と、その物語を語る（書く）人と、聞く（読む）人にとっての時間は、いずれも違っている。

こうした物語と時間についての詳細な考察は、一九八三年に出版された、ポール・リクールの『時間と物語』を待たなければならなかった。リクールは、「物語を語る活動と人間経験の時間的性格との間には相関関係が存在し、しかもその相関関係は単に偶然的ではなく、諸文化を超えた必然性という形を呈している」[5]という仮説を提示した。

しかし、リクールの言うような、諸文化を超えた必然性、つまり地球上のあらゆる文化社会のなかに生きる人に共通するような、語る行為と経験の時間的性格との関係が証明されているとは言えない。時間というものの性質は、物理学的にさえも未解明であり、生物としての人間〈あるいは他の動物〉が経験する時間は、心理的な要素を含んでいてより複雑である。ここでは単に、〈物語のなかには時間が流れていて、語り手と聞き手にも、それぞれに固有の時間が流れている〉という、最も基本的な要件を確認しておくにとどめておく。

科学と文学

アリストテレスの『詩学』は、ずいぶんと長い間忘れられることになり、ようやく十五世紀半ばのルネサンス期にイタリアで「再発見」された。これは、「科学」が生まれる直前の時期である。人間が科学を知った――あるいは科学的態度をさまざまな現象に向けるようになったことで、「物語」へのまなざしは再び動き始める。これは、私たちが考えようとしているヘルスケアの物語論にとっても重要なことなので、この時期の変動をすこしだけ見ておこう。

「科学」は十六～十七世紀に生まれた。古代から「自然学」と呼ばれた学問が存在していたが、少なくとも中世の自然学で行われていたのは、目に見える現象の記述と、その現象に何らかの意味や目的を見いだそうとする解釈とであった。しかし、そのような態度では、表層の背後にひそんでいる法則性を見いだそうとする探求には至らず、目的の解釈は究極的には宗教と結びつけられ、「神の意志」という、それ以上の探求を無用とする次元でとどまっていた。

科学の誕生に必要なのは、目に見える現象をあるがままに受けとめるのではなく、それに影響を与えている要因を特定し、そのなかで本質的ではないものを排除して見つめ直すという態度であり、宗教の教えを否定することは控えるにしても、それを棚上げにする勇気であった。

そのような意味での科学的分析の最初の対象は天体だった。ニコラウス・コペルニクスの『天球の回転について』（一五四三年）、ヨハネス・ケプラーの『新天文学』（一六〇九年）および『世界の調和』（一六一九年）によって地動説が提唱されたことが、人類の科学の始まりだと、多くの人が見なしている。

これに対して、「医学」はヒポクラテスの時代から、インドや中国ではその数千年も前から存在していたが、科学としての医学が誕生するのは、十八〜十九世紀とだいぶあとの時代になる。ただし、ごく一部の医学者は、自然科学が生まれた十六世紀ころには人体に対する科学的分析を始めていた。

有名なアンドレアス・ヴェサリウスの『ファブリカ（人体の構造に関する七つの本）』は、『天球の回転について』と同じ一五四三年に出ているが、彼は、自らメスを握って死体を解剖しながら、学生たちにあるがままの臓器を示していくという、今日では当たり前の解剖学講義を実行した。それまでの教授たちは、死体から離れた高座から、古代ローマのガレノス流の教科書を手に講義を行っていた。▼6 当然ながら、古い教科書には実際の死体と一致しない点があったが、ヴェサリウスの他には、それを指摘する人はいなかった。

これに対して、「文学」については、古代からおびただしい数の文学作品がつくられてきたにもかかわらず、学問としての文学が誕生したのは、科学よりもずっと遅い十九世紀になってからのことにすぎない。▼7 そこには時代の要請があったらしい。すなわち、宗教が力を失ったことで、社会的な「接合剤」が弱まり、社会を一つに溶接することができる情動的価値観や、基盤となる神話体系が失われた。そこで、文学がそれらを提供すべくアカデミックな学科目として構築されたのだという。

すなわち、ここでいう文学とは、物語を物語たらしめているものの探求というよりは、宗教が担っていた役割をもった作品を生産すること、あるいはそのようなまなざしで文学作品を批評することにあったらしい。自然学と科学の関係になぞらえれば、十九世紀の文学研究は、文学作品を目に見える現象として受けとめる自然学にとどまっていて、表層には現れない法則性を見いだそうとする科学的探求ではなかったと言えるかもしれない。

物語と言葉の立体性

しかし、「文学の科学」は、天体や人体を対象とするものとは、相当に異なっているはずである。文学作品を読んで批評するとか、作家について論じる、というだけでは十分でないことは明らかだろう。この図式は、言ってみれば贈り物を手に取ってその品質を論評しているのと変わりがない。贈り物からいったん距離をとって、贈り物（作品）と、その贈り手（作家）と受け手（読者）との三者をとらえて論じる図式を考えてみると、このほうが科学的な態度と言えるかもしれない。

しかし、そのような分析を物語に対して行うのは容易ではない。なぜなら、贈り物（作品）が言葉でできているだけでなく、その贈り手（作家）は言葉を使って思索をめぐらせて創作活動を行い、受け手（読者）も言葉を使って感情を揺さぶられたり論評したりするからである。物語を読んで楽しんだり批判したりする限りにおいては、言葉という媒介物のことをさほど気にする必要はない。しかし、作り手の行為を、たとえばアリストテレスが言ったように「模擬的再現」として分析しようとすれば、作品そのものを構成している言葉と、作り手の意図や発想を言い表すための言葉と、それを読んだ者の受けとめ方を言い表すための言葉とを、それぞれ別物としてとらえなければならないのである。

　そのために、物語を作り手の行為としてとらえる探求を行うには、その方法論となる新しい言語学の発達を待たざるを得なかった。すなわち、古くから行われてきた個別言語の探求――日本語や英語といった個別言語についての、文法、成り立ち、他の言語との類似性などの研究ではなく、言語一般がもつ機能をとらえる新しい言語学である。

　その確立に大きな貢献をなしたのが、フェルディナン・ド・ソシュールとエミール・バンヴェニストだった。

　ソシュールの洞察は、言語一般がもつ「介する」という働きを、二つに分けてとらえたところにある。つまり、言語には、意味するもの（シニフィアン signifiant）としての機能と、意味されるもの（話の内容、シニフィエ signifié）としての機能とがある、という区別である。この区別は、日本語やフランス語といった個別的な言語の違いを超えて普遍的に見いだし得るものであり、あらゆる現象にこうした普遍的な構造を見いだそうとする構造主義 structuralism という大きな潮流を、人文社会科学の幅広い領域に生みだした。

　一方のバンヴェニストは、言葉のやり取りにおける語り手と聞き手の存在と、動詞の時称とに注目し、物語に語り手が介入せずに、過去の出来事を提示する語りである「歴史 histoire」と、語り手と聞き手が想定されていて、語り手が聞き手に影響を与えようとする意図のある言語行為である「話 discours」とを区別した。

のちの時代になると、歴史の語りにも、語り手と聞き手の存在が隠されているという見かたが出てくるが、バンヴェニストは「歴史家は決してわたしともあなたとも、ここでともいまとも言わない。（中略）厳密に一貫して続けられる歴史叙述のなかでは、ただ《三人称》の形しか認められないであろう（強調原著者）」[8]と述べ、歴史とはもっぱら過去についての第三者的記述であると見なしている。

また、バンヴェニストの言う「話」には、フィクションとしての物語作品も、現実世界での会話や演説も、すべてが含まれる。

これをソシュールの二分法に組み入れることで、物語論をひとまず完成させたと言えるのが、ジェラール・ジュネットである。彼は一九七二年に長大な研究論文「物語のディスクール」を刊行し、「物語の実態を構成する三相」として、「意味されるもの、すなわち物語の内容」を物語内容 histoire、「意味するもの・言表・物語の言説すなわち物語のテクストそれ自体」を物語言説 récit、「物語を生産する語る行為と、広い意味ではその行為が置かれている現実もしくは虚構の状況全体」を語り narration と呼ぶことを提案した。[9]

これによって、文学作品の探究としての物語論が、少なくとも構造の問題については完成した。ふたたび贈り物の喩えで考えてみれば、贈り物（作品）は「物語内容」と「物語言説」の二側面から分析できるだろうし、贈り手（作家）と受け手（読者）については、「語り」として分析できそうである。ジュネットは、マルセル・プルーストの長大な小説『失われた時を求めて』を主な題材としつつ、ホメロスの叙事詩『イーリアス』から黒澤明の映画『羅生門』まで、フィクションとしての物語を縦横に論じている。

問題は、私たちのように現実世界での対話を考えようとする者にとって、ジュネットの三相が与えてくれる示唆である。文学作品で見られるような構造が、現実の対話、たとえばケアをする者とされる者とのあいだでも見られるのだろうか――。

ロシア・フォルマリズムから多声性へ

文学作品の探究を、現実世界での言葉のやり取りの探求へとつなげていくうえで大きな役割を果たしたのが、ソシュールの影響のもとでロシア語圏で多彩に展開されたロシア・フォルマリズムである[▼10]。

ロシア・フォルマリズムは、一九一四年の詩的言語研究会ОПОЯЗ《オポヤーズ》の設立に始まり、芸術家を創作によって社会に貢献すべき存在としか見なさないロシア革命後の指導者たちの迫害をおそれ、ときに政治的圧迫に妥協しながらも、多彩な理論を展開した。そのなかで、文学のみでなく、現実世界での言葉のやり取りや、私たちの生のあり方に触れるものが次第に見られるようになる。一例がヴィクトル・シクロフスキーの一九一七年の論文である。彼はこう書いている。

> 事物というものは、何度か知覚されると、再認というかたちで知覚されるようになる。つまり、

事物がわれわれの前に存在し、そのことをわれわれは知っているのだが、その事物を見てはいないのである。それゆえ、われわれはその事物については何も語れないのである。芸術においては、事物をこうした知覚の自動化作用から救出するためにさまざまな手段がとられる。[11]

彼は芸術を論じながら、私たちの日常の生のあり方を鋭く批判している。

私たちは毎日の暮らしのなかで繰り返し目にするものを真の意味で「見てはいない」。知覚の自動化作用が、私たちの日常を覆っていて、それを打ち破るのが芸術である。ここには、日々を無自覚に生きるのをやめ、「よく生きよ」と若者を挑発し続けたソクラテスや、「今日が人生最後の日だとしたら、今日やるつもりのことをしたいと思うだろうか」と毎朝のように鏡を見て問い続けたスティーブ・ジョブズ[12]と同じような熱がこもっている。

このように、人間が物事に向き合う態度に目を向けた人たちがいた一方で、当時新しく発達しつつあった情報理論に関心を向けた人もいた。その一人がローマン・ヤコブソンである。

次頁に示したのは、今日のコンピュータ技術の基礎をつくったと評されるクロード・シャノンの情報通信システムの概念図と、ヤコブソンが「言語学の問題としてのメタ言語」という一九五六年の論文で示したコミュニケーションの概念図である。

シャノンの図だけにある「雑音源」が象徴するように、情報理論では、発信者が送った情報と受信者が受け取る情報が、可能な限り同一のものとなるように、ノイズを除去することに大きな関心が向けられた。

これに対して、人間どうしのコミュニケーションの場合は、送り手が受け手に伝えるのは言葉である。そのために、送り手と受け手の双方が言葉に対してとる態度と、両者がどのようにして言葉をやり取りするかが問題になる。そのために、ヤコブソンの図には、送り手、受け手、場面、メッセージ、接触、コードという、コミュニケーションの六要因と見なしたものの各々に、主情的、動能的、指示的、詩的、交話的、メタ言語的という、六つの言語機能が簡潔な形容詞として付されている。▼15

こうして、ロシア・フォルマリズムが、文学作品の研究から人間が日常的に行うコミュニケーション行為全般へと関心の対象を広げていくなかで登場したのが、ミハイル・バフチンだった。彼はユニークなアイデアをいくつも提案しているが、その発想の方向は、人間のコミュニケーションをシステマ

図1　(a) シャノンの情報通信システム▼13と、(b) ヤコブソンのコミュニケーションの機能図▼14

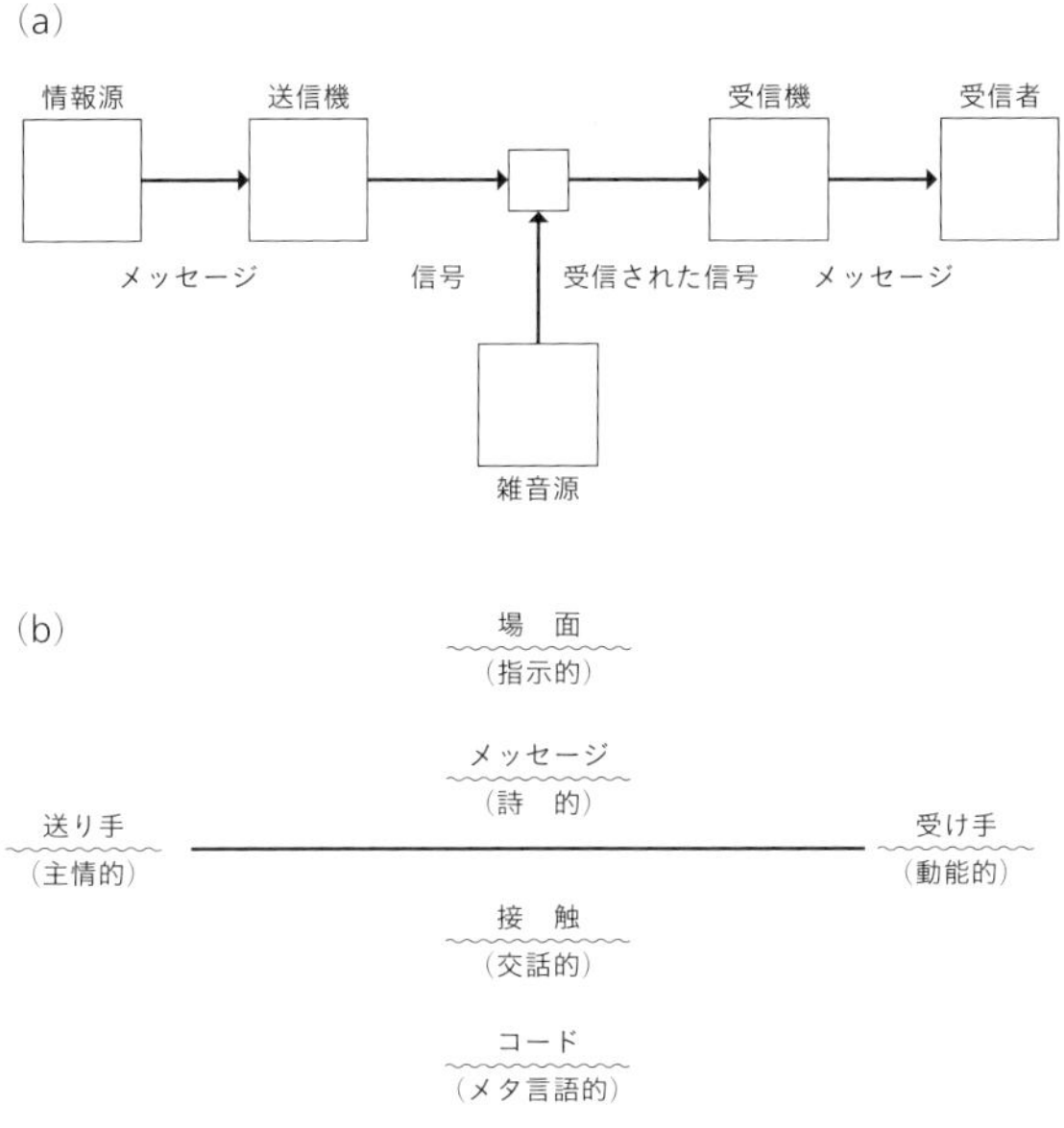

チックにとらえる見かたとは一八〇度違っている。とりわけ「多声性полифония《ポリファニーヤ》」という概念は、現実世界の対話の研究や実践にきわめて大きな影響を与えた。

ただし、バフチンがこの概念を論じているのは、あくまで文学作品の研究、それもフョードル・ドストエフスキーの長編小説に限ってのことであって、そこが現実世界のコミュニケーションを直接論じたヤコブソンなどとは大きく違っている。

バフチンは、多声性とは「それぞれに独立して互いに融け合うことのないあまたの声と意識、それぞれがれっきとした価値をもつ声たち」が併存していることであり、それが真に成立しているのはドストエフスキーの何編かの長編小説のみであると断ずる。[16] そこでは、作品に登場するさまざまな人物が、「それぞれの世界をもった複数の対等な意識」として、各々の独立性を保ちながら、事件などに巻き込まれていく様が描かれると。

バフチンは、作者さえも、多声性をコントロールしているのではないとする。常識的には、作者が小説全体を創作するのだから、そこに登場するすべての人物を作者がつくりだし、彼らに台詞と運命を与える、と考えるだろう。しかしバフチンは、ドストエフスキーの小説に登場する主要な人物たちは、「直接の意味作用をもった自らの言葉の主体」である。主人公の言葉は「作者の声のメガフォン」として機能するのではなく、作品の構造のなかで「極度の自立性」をもち、「あたかも作者の言葉と肩を並べる言葉としての響き」をもつのである。では何がその作品世界に一定の秩序（この言葉をバフチンは使っていないが）を与えるのかというと、それは「究極の対話性」である。

彼の小説は、複数の他者の意識を客観的に自らに受け入れる単一な意識の全体像として構築されているのではなく、いくつかの意識の相互作用の全体としてあるのであり、その際複数の意識のどれ一つとして、すっかり別の意識の客体となってしまうことはないのである。この相互作用の世界は、観察者に対しても、普通のモノローグタイプの小説のように出来事の全体を（プロットのレベル、叙情のレベル、認識のレベルで）客体化するための足場を与えず、したがって観察者をも参加者としてしまう。彼の小説は対話の渦の外側に、それをモノローグ的に概観しようとする第三者のための堅固な足場を提供しないばかりか、逆にその全構造が、対話的な対立を出口のないものとするべく仕組まれているのである。▼17

ここには、誰一人として特権的な立場に立つことを許されない、究極に平等な対話が実現されている世界が示唆されている。そこでは、出来事の全体を見わたせる特権的な場所そのものがない。他の人たちの対話を外側から観察して報告する特権――対話空間の外側にいる観客に向けて一人語り（モノローグ）を行う特権――は誰にも与えられない。ここではみなが等しく対話（ダイアローグ）に参加するしかないのである。

バフチンがこのポリフォニー論を、現実の人間社会の対話論として展開していればどうだったかと思わずにいられない。現実にそんな世界があるとしたら、究極的に平等な対話空間なのかもしれないし、背伸びしても全体を見渡せない不安な空間かもしれない。

本書の後半で取り上げるオープンダイアローグという精神科領域で行われている心理療法は、この究極の対話空間を、一時的にではあるが実現させる取り組みになっている。

発語行為論

フランス語圏とロシア語圏で、文学作品から現実世界での言葉のやり取りの探求へと視界を広げていく研究が花開いていたのとほぼ同時期に、英語圏の分析哲学の伝統のなかに、文学であれ日常言語であれ、人間の言葉を行為として分析する流派が生まれた。それが発語行為論 speech act theory である。

それが誕生したとされるのは、ジョン・オースティンがハーバード大学で一九五五年に行った講演である。[▼18] オースティンは、人が言葉を発するとき、（1）発語行為（文法的に適切な文を構成する行為）、（2）発語内行為（発話において〔in〕、なされる行為）、（3）発語媒介行為（発話によって〔by〕、相手の感情、思考、行動に影響を与える行為）という三つの行為が行われるのだと主張した。

たとえば、親がレストランで子どもにむかって、「食べる前に手を洗わないとダメでしょう」と大きな声で言ったとする。その際、親は、（1）この文を発語した、（2）子どもに反省を促し、手を洗うよう促した、（3）子どもに恥ずかしい気持ちを起こさせた（人前で叱責されているのだから）、という三つの行為をなしたと見なすことができる。

人と対話をする際に、つねに「空気」を読み、相手の言葉の「真の意味」なり「裏の意味」を気にしながら生きている日本人からすると、オースティンの洞察は至極当然のもので、少し物足りないとさえ思えるかもしれない。それは、彼の説が語り手の側だけに注目していて、聞き手があまり視野に入っていないためであろう。

このような問題意識、つまり、語り手の側だけでなく、聞き手の側にも注意したのが、前にも触れたバンヴェニストであった。彼は一九七〇年の論文で、「彼が話者としてみずからを表明し、言語を引き受けるや否や、彼はただちに自分の前に他者――それにどれだけの存在感を認めるかは別にして――を据えることになる。どの発話行為も、明示的であれ暗示的であれ、話しかけであり、それは話し相手を想定したものである（強調原著者）」と書いている[19]。つまり、どんな場合でも、人が言葉を発するときには、そこに聞き手の存在が想定されると考えるべきだと言うのである。

　バンヴェニストは、そのことがよく分かる言語としてアラビア語に注目する。アラビア語では、「私」という一人称を「話す者 al-mutakallimu」、「あなた」という二人称を「話しかけられる者 al-muhatabu」、「彼・彼女・彼ら」という三人称を「（その場に）いない者 al-raibu」と言い表す。これほど明確に、語り手と聞き手の関係性で人称代名詞がつくられている言語体系は滅多にないようで、ここにこそ発話行為の意味を考える大きな手がかりがあると、バンヴェニストは主張する。

　本書で考えるヘルスケアのなかでの対話実践で考えてみれば、ケアをする医療従事者、患者、家族など、さまざまな人たちが言葉を交わすなかで、「私」「あなた」「彼・彼女・彼ら」の位置づけはきわめて複雑なものになる。オースチンやバンヴェニストのような発語行為論の視点は、そこで語られる言葉をとらえ直すうえで有益なものとなり得る。

3　現実世界の物語論

実在論から構築論へ

アリストテレスの『詩学』から現代の物語論、そこからすこしはみ出してバフチンの多声性、発語行為論までを急いで眺めてきた。膨大な数にのぼる研究のなかの、ごく一部を取り上げたにすぎないが、文学作品と言葉の分析は、現実世界の現象の分析にいくつもの手がかりを与えた。そのなかで、本書にとって最も重要なのが、構築論 constructionism という視点である。これは、物事を〈人間の認識とは独立して存在する〉と見なす実在論 realism に代わって登場した考え方である。

つまり、実在論とは反対に、物事は〈人間の認識によって存在する〉ということなのだが、人間の認識は一人一人違っている。構築論とは、人の数だけ認識が違っていることを受け入れ、それらの認識が総体としてある物事を形づくっているのだと考える。この〈総体としてある物事を形づくる〉ことを構築 construct と呼ぶ。人間の集まりである「社会」という概念を加えて、社会的構築 social construction と呼ぶ人もいる。日本の研究者はしばしば「構築主義」と訳してきたが、本書では「実在論」と対置させて用いるために、あえて「構築論」と表記する。

実在論と構築論との違いは、歴史的事件についてのとらえ方を考えるとよく分かる。たとえば、一九四五年の広島への原子爆弾の投下は、爆風に吹き飛ばされながら一命を取りとめた人と、爆撃機に搭乗していた人とでは、およそ違った事件として認識されていることだろう。これらの認識の違いがあるにもかかわらず、「広島への原子爆弾の投下」という歴史的事件を、特定の立場の人の認識に依存しない形で、客観的に記述することが可能だろうか。可能だと考えるのが実在論であり、不可能（あるいは不誠実）だと考えるのが構築論である。

歴史的事件の場合、実在論よりも構築論のほうが説得力をもっているように思える。もちろん、投下された爆弾の質量とか、その日のうちに死亡した人の数のように、特定の立場の人の認識とは独立した事実として、客観的に記述可能な要素もある（そのなかには、誰も知り得ないものも含まれるだろうが）。

しかし、そういった事実のみで、この歴史的事件の記述が完結すると考える人はいないだろう。そこに直接間接に関わった立場の異なる複数の人がいて、その人たちは各々に異なる認識をもっているのだから、それらの認識の総体としてその事件をとらえることのほうが誠実な態度だと見なせるのである。

物語的転回——人間と社会を探究する新しい方法論の誕生

構築論という新しい視点が、文学の世界からさまざまな学問に流れ出ていくなかで、鍵となったのが言葉であり、ナラティヴであった。

言葉への注目は、「言語論的転回 linguistic turn」と呼ばれる大きな潮流になって、さまざまな学問領域に影響した。これは、学問的な探求をする際に、現象そのものではなく、その現象を記述したり、評価したり、あるいは語り伝えるものとしての言葉というものを探求すべきだという態度のことを言う[20]。

経済学で言えば、市場《マーケット》という現象そのものを分析するのではなく、市場がどのように語られているかを分析するということである。市場はどう表記されているか、どんなものに喩えられているか。その言葉の使い方には、市場を論じる人たちのどんな認識が反映されているか。ある人が市場を論じるとき、その人は誰に聞かせようとしてそれを語っているのか——。こういったことを分析することで、従来とは違った市場の分析が可能となるかもしれない。

これに対して、ナラティヴへの注目は、しばしば「物語的転回 narrative turn」と呼ばれてきた。物語的転回は、言語論的転回に含まれるものととらえる人もいるが、必ずしもそうとは言えない。なぜなら、「ナラティヴ」「物語」という概念は、単なる「言葉の使用」という以上の広がりや立体性をもっているからである。

前に紹介したアリストテレスの説では、物語には模擬的再現という側面や、起承転結のような構造的特徴、語り手が聞き手の関心を引き続ける情動的な仕掛けがあるのだった。私たちはこれにくわえて、物語には時間的要素があることも見たし、発語行為論が言うように、言葉が発せられるときになされる行為や、語り手と聞き手の関係性にも注目する必要があることも見た。こうした側面は、単なる「言語論」ではとらえきることができない。そもそも言葉によらない物語というものも数多く存在しており、一枚の絵画を「言葉を介さない物語」として眺めることもできる。音楽も舞踏も、そこにいっさいの言葉が介在しなくても、物語として受けとることができる。そのために、言葉ではなくとも、視覚、聴覚、あるいは触覚や味覚など、他人に伝えることができる方法を使って、何かを表象する行為であれば、それが物語として成立する可能性がある。

このような考え方に立ち、自分たちが探求してきた事象を物語としてとらえ直そうとする態度のことを物語的転回と呼ぶのである。二千年以上前にアリストテレスが模倣再現として文学作品をとらえようとしたまなざしが、政治、経済、法律、社会、歴史、心理、教育、科学技術、医療と、ありとあらゆる事象に向けられるようになったのかもしれない。

結果として、人文社会科学の全般で、従来とは大きく異なる方法論が採用されるようになった。そのなかの主だったものを、クリスティン・ランジェリア[21]およびキャサリン・リースマンの分析[22]を手がかりに概観しよう。

(1)ライフストーリーの収集

日記や手紙のように、日々の生活を書き綴ったものをライフライティング life writing と呼び、実際にその人が生きた経験をインタビューなどで聞き取ったものを、口述を意味するオラリティ orality、人生の話という意味のライフストーリー life story、その人の人生史という意味のライフヒストリー life history などと呼ぶ。筆記であれ口述であれ、個人の経験をひとまとまりの物語のように収集する作業が、社会科学の各領域で行われた。

社会学では、一九二〇～三〇年代にシカゴ大学で行われた多様な研究のなかで、普通の人々の手紙や日記などの生活筆記《ライフライティング》の分析、ライフヒストリーを聞きとるインタビュー調査などが広く用いられた。その記念碑的著作とされるウィリアム・トマスとフロリアン・ズナニエツキの『ヨーロッパとアメリカのポーランド農民』[23]は、米国に移住してきたポーランドの農民たちが、移住による社会的解体を経て、米国社会に同化しながら生活を再組織化していく過程を描いた。

人類学では、特に非西洋世界に出向いて、家族、親族、共同体などの社会組織や政治・経済組織、宗教的儀礼などを研究するために、長期にわたって対象地域に暮らし、現地語を使って当該社会に参加しながら観察を行う、参加観察というフィールドワークの手法が用いられた。ブロニスワフ・マリノフスキーは、一九一四年から一八年にかけて、ニューギニア東部のトロブリアンド諸島で参加観察を行い、装飾品の儀礼的交換、性をめぐる慣習、呪術や法、慣習などを記述し、文化の普遍的理解を試みようとした。[24]

歴史学や政治学でもライフストーリーは収集されたが、そこには社会学や人類学とはやや趣旨の異なるものが含まれていた。特に政治史研究でライフストーリーの収集対象となったのは、歴史の局面などで重要な立場にあった政治家や官僚、財界人などのエリートであり、彼らへのインタビューや回顧録は、彼らがどのような認識で歴史を動かせるようなことをなしたのかを知ろうという関心で読まれた。[25]

こうした歴史学は、「口述の歴史」を意味する「オーラルヒストリー oral history」と名づけられた。米国では、一九四八年にコロンビア大学オーラルヒストリーセンターがつくられ、現在までに一万件を超えるインタビューの記録からなる世界最大のオーラルヒストリーのアーカイブとして公開されている。

(2) 普通の人々、周縁化された人々への注目

個人の語りが関心を寄せられたもう一つの集団は、そうした人々とは正反対の位置にある農民や労働者などの名もなき庶民であり、とりわけ女性、有色人種、同性愛者など、社会的に周縁化され

てきた人々であった。

　これらの人々への関心は、単なる学問的なものではなく、倫理的な動機によってもなされてきた。すなわち、彼らの境遇を世に伝え、共感を呼びさまし、苦境から解放しようという動機である。こうした倫理的な動機は、西洋社会では啓蒙思想以来の伝統があり、物語的転回が生じる直前にはマルクスとエンゲルスの『資本論』が刊行され、労働者階級の革命運動や、植民地などの従属的な地位に置かれている国々の被圧迫民族解放運動などを導いた。

　ただし、啓蒙思想もマルクス主義も、哲学的基礎理論としての人文主義と弁証法的唯物論をそれぞれに掲げて、それを社会に適用して変革するという、いわばトップダウン型の運動であったのに対して、物語的転回以降の社会変革運動は、フェミニズム運動も人種差別撤廃運動も、あるいは性的マイノリティへの権利保障を求める運動も、すべて当事者のライフストーリーの収集というボトムアップ型の作業をともなって展開されてきたといっても過言ではない。そこでは、エリートによってつくられ、語られてきた「正史」とは異なる物語——ときにそれらを真っ向から否定するような対抗的物語《カウンター・ナラティヴ》がつくられた。

（3）物語の闘争とその調停

　異なる立場の人たちの語りが収集されることにより、バフチンの「多声性」（四六頁参照）のような状況が出現した。バフチンは小説の世界を想定していたが、現実世界においては、当然のことながら、複数の声のあいだに見られる不一致や矛盾をどう扱うかという問題が生じた。その一つが、相対主義と独断の袋小路に入り込んでしまう問題である。

ある事象について、複数の異なるナラティヴが併存している状況で、客観的な資料などによって、事実であるか否かの確認はできるとしても、それぞれの人がその事象をどう受け止め、どう評価したかについては、正誤や優劣を判定することは難しい。したがって、並び立つナラティヴはただ併置して眺めるしかなく、真実を知ることそのものを放棄せざるを得なくなるというのが、この袋小路である。とりわけ、歴史や政治などの分野では、この問題は深刻なものになる。歴史については、「ナチスによるユダヤ人虐殺はなかった」というような、歴史修正主義と呼ばれる独断的な主張がなされても、反論ができないことになる。[26] 政治では、最近の「フェイク・ニュース」という言葉が象徴するように、事実の確認がないがしろにされたプロパガンダ合戦が生じうる。

それでも、従来知られることさえなかった周縁化された人々の対抗的物語が人々の知るところとなり、より幅の広がったものの見かたができるようになったという意味では、こうした物語の闘争を、現代の多元的社会における当然の現象として受け入れていくしかないのかもしれない。一方では事実の確認という科学的な態度を取りつつ、他方では見る人によって見え方が異なるという多声的な状況を受け入れ、なおかつ対話によってナラティヴの調停を行うことを考えざるを得ないのである。

（4）自己語り——語る存在としての「私」への着目

以上のすべてに共通するものとして、現代社会における自己語りの拡大という現象がある。リースマンは、物語的転回の背景に、欧米社会における自己語りの機会の拡大があると指摘する。考えてみれば、西洋文化では、相当古い時代から、自らを語り開示するという行為に特別な地位が与えられてきたと言えるかもしれない。神と人々が言葉による契約を交わしたことからユダヤ教が始まったのだし、キリスト教では、個人が自己を開示し、自らの信仰や罪を語る告白 confession と、教会がその教理・教義を神と人に示す信条 creed とが、流派の違いを超えて信仰の中心に据えられている。現代でも、自らの信念を言葉で表明することが、欧米社会においてはつねに重要な行為になっている。とりわけ、首尾一貫した話をすることのできる能力は最重要なものの一つだという。以下に示すのは、リースマンが孫娘の授業参観に行ったときに黒板に書かれていた教師の指示である[27]。

私の物語《パーソナル・ナラティヴ》を書く

出来事が整理されていることを確認する
話を語るときに、代名詞「私は」・「私の」を用いる
次のことを確認しよう
—始まりのところが面白いか
—物語が話題からそれていないか
—何が、誰が、なぜ、いつ、どこで、が分かるように詳しく述べられているか
—最後のところで、自分がどう感じたかが述べられているか
確認しよう
　文章が整っていること

これは、一貫した物語を書く実践であるが、人前で一貫した物語を語る実践も、「見せて話すshow and tell」（好きな物を学校に持ってきて、それにまつわる話をクラス全員の前で話す活動）などのように、欧米社会の初等教育ではごく普通に行われているという。日本人がこうした教育を小さいころから受けていれば、人前で話すことが苦手だという人がもっと少なかったかもしれない。

ただし、リースマンは、現代の西洋社会が「自伝に固執する時代」にあるとして、自己語りの過剰に言及している。就職や進学の際に述べさせられる自己語り、同窓会で久しぶりに会った友人に、それ以来の自分の発展史を語る自己語り、そして何と言っても、本書のテーマであるヘルスケアに関連した自己語りなど、「自伝的機会 autobiographical occasions」[28]が急速に増えたのが現在の欧米社会である。

フランク・フレディは、『セラピー文化——弱者の啓発』という皮肉の込められた著作で、セラピーの流行によって、沈黙して苦痛を甘受することが悪いことであるかのように見なされるようになったことを指摘し、自己語りの背景に不安の拡大があると論じた[29]。

一九七〇年代から八〇年代にかけて、悲劇的な事件によって愛する人を失った人たちがマスメディアで自分の体験を語りはじめ、アルコールやドラッグの依存症者たちが集まって自らの経験を語り合うセルフヘルプ・グループがつくられるようになった。今日では、デジタル・メディアの爆発的普及によって、自己語りの機会がいっそう増えている。

4　ヘルスケアの物語論

心理学における物語的転回

ここまで述べてきた物語的転回は、おもに社会科学でのものである。人文科学、とりわけ、ヘルスケアの物語論に直接つながるはずの心理学ではどうだったのだろうか。事実を言えば、心理学における物語的展開は、社会科学に比べればかなり遅い一九八〇年代後半以降に始まった新しい現象にすぎない。これについては第六章で詳しく考えるので、ここでは心理学におけるナラティヴ研究の牽引者であるダン・マックアダムスの言葉を引用するにとどめる。

フロイトは夢の物語について書いた。ユングは普遍的な生命の神話を探求した。アドラーは、最初期の記憶についての物語的説明を考えた。マレーは、主題統覚検査（TAT）の物語と自伝的説明のなかでたびたび見いだされるテーマを特定した。しかし、こういった二十世紀前半の古典的なパーソナリティ理論のなかには、人間を物語の語り手と見なしたり、人間の生活を語られる物語と見なすという想定を明示的に行ったものは存在しない[30]。

心理学における物語的転回を初めて明瞭に宣言したセオドア・サービンらは、一九八六年の『ナラティヴ心理学[31]』で、従来の心理学で支配的だった機械論的な心のとらえ方を脱して、自己や他者といったものを物語論的にとらえていくべきだと述べている。
二十世紀の心理学を代表する一人と言えるジェローム・ブルーナーは、一九九〇年の著書で、思考には科学の方法としてのパラダイム的思考と、世界についての日々の解釈を物語の形で系統立てまとめていく物語的思考との二つがあるとし、後者の理解が現代心理学の挑戦的課題だと述べた。[32]
さらに言えば、本書の後半で見るように、アカデミックな心理学の研究者よりも、心理療法を実践する人たちのほうが、他領域で展開されている物語的転回に敏感だったと言えるのかもしれない。

実在論が構築論に完全に置き換えられることはあり得ない

ヘルスケアの世界での物語的転回を最初に実行してみせたのは、実践の現場にいて、文字通りの「ナラティヴ・セラピー」を一九八〇年代に考案したマイケル・ホワイトとデイヴィッド・エプストンだったと言ってよいだろう。それから間もなく、心理療法に限定されず、医療全般を視野に入れた「ナラティヴ・ベイスト・メディスン」（または「ナラティヴ・メディスン」）が、トリシャ・グリーンハルとブライアン・ハーウィッツ、およびリタ・シャロンなどによって一九九〇年代末から二〇〇〇年代にかけて提唱されてくる。しかし、ヘルスケアの領域での物語的転回は、文学研究やその他の領域で生じたものを反映しただけの単純なものにはならなかった。

とりわけ、物語論的転回の背景にある、実在論から構築論への重心の移動は、他領域とやや事情が違う様相を見せた。現代医療のなかでも、病気を医療従事者の視点だけでとらえてきたことを反省し、患者の視点でとらえ直すべきだという主張は、二十世紀後半にさまざまな形で登場した。あとで見るように、一九七〇年代に始まった「医療化」批判と生命倫理、一九八〇年代のアーサー・クラインマンの『病いの語り』による人類学的視点の導入、一九九〇年代の「ナラティヴ・ベイスト・メディスン」は、いずれもヘルスケアを構築論の方向へと導くものであった。病気についての二つの言葉の使い分け——医学的に定義されたものを「疾病 disease」と呼び、患者が経験しているものを「病い illness」と呼ぶという、いまではかなり市民権を得た習慣は、構築論が医学に取り込まれたことの一つの証左である。

しかし、だからといって、ヘルスケアに含まれるあらゆる問題を構築論で片づけることはできない。そもそも病気という事象は、本質的に〈人間の認識とは独立して存在する〉という実在論的な特徴をもっている。組織や細胞、遺伝子などの変異は、それを患者が自覚しなくても、また主治医が発見できなくても、物理的に存在する。

たとえば、患者も、そのかかりつけ医も知らなかった癌が、患者の死後に病理解剖などで見つかることがある。患者に何らの苦痛をもたらさなかったのだから、そもそも病気（「疾病」としても、「病い」としても）と見なす必要はないかもしれないが、物理的存在としての癌は間違いなく患者の体内に存在していたのである。患者と医師の、少なくともどちらか一方が病気の存在を認識して初めて、両者の認識のズレが生じうる。構築論的な視点が必要になるのはそこから先の話である。

本書では、こうしたケースを主に扱っていくのだが、患者と医師の認識とは独立して、病気というものが存在することは否定できない。ヘルスケア構築論の位置づけは、ヘルスケアそのものがもつ特異な性質を見据えたうえで考える必要がある。

ケア者と被ケア者――非対称性と片務性

まず、ヘルスケアは、ケア者と被ケア者という、非対称な二種類の当事者によって成り立っている。医療という、職業的に行われるヘルスケアの場合は、被ケア者が問題を抱えてケア者のもとを訪ね、対価を支払って問題の解決を依頼する。そのために、語り手と聞き手のあいだの対話も、非対称なものとなる。そのなかで中心的な位置を占めるのが次の二種類のやり取りである。

（A）語り手＝被ケア者　↓　聞き手＝ケア者
（B）語り手＝ケア者　↓　聞き手＝被ケア者

（A）は問診などで医師が患者から情報を得ようとする場合であり、（B）はこれから行おうという処置について医師が説明をするという場合などである。もちろん、ヘルスケアは「医療」と呼ばれるものに限定されるわけではなく、福祉や教育の現場でも職業的なヘルスケアが行われているし、リラクゼーションや民間療法も、広い意味でのヘルスケアと見なせる（そういった現場では、ケアを受ける人を「患者」ではなく、「クライエント」とか、「生徒」、「入所者」、「顧客」等と呼ぶこともある）。

いずれの場合でも、職業的なヘルスケアにおいては、対話の成立に医療従事者が責任を負うという片務性が存在しているのだが、とりわけ医師を中心とした「医療」のなかでは、この責任の片務性がはっきりとしている。

（A）の場合では、語り手は被ケア者であるにもかかわらず、対話の成立に責任を負うのはケア者である。対話のきっかけになる症状を訴えて病院へやってくるのは患者であるが、医師が対話を仕切り、患者に適切な質問をすることで問診が成立する。医療従事者には、こうした場面で適切に対話を設定し、患者の話を引き出す責務がある。

（B）の場合には、語り手である医療従事者が、単に対話の成立への責任だけでなく、聞き手である患者に自分の話が十分に話が通じ、十分な理解がなされたことについての責任をも負わされる。医療従事者どうしの会話と違って、医学用語や仲間言葉《ジャーゴン》を並べ立てないように注意しつつ、医学用語を使わざるを得ない場合には、その定義を噛み砕いて話さなければならない。このような語り手としての義務は、（A）の場面での語り手である患者にはいっさい要求されない。

このように、職業的に行われるヘルスケアでは、コミュニケーションの成否の責任はケアする側にあると考えられている。このことが、医師たちに実在論的な立場をとらせる理由になっている。

すなわち、医師たちは正解を言わなければならないのである。患者が抱える問題の真相を見抜き、「それは○○という原因で生じる、△△という疾患です」と言えなければならない。そのうえで、現時点で利用できる最善の治療法を提示して、実際にそれを実施しなければならない。そのような責務を担っている医師にとって、「あなたの抱える問題は、人によって見え方が違います。あなたにはあなたの見え方があり、私たちには私たちの見え方があります」などと、構築論的な立場をとっていたら、仕事にならないと考えるのは、至極当然のことだろう。

エビデンス・ベイスト・メディスンのジレンマ

しかし、現代のヘルスケアの特徴として、医師が解釈の責任を負いながら、臨床での解釈を任意に行えるほどの裁量権を握っているとも言えないという点には注意が必要である。もちろん、個々の事例における医学的判断の責任は、個々の臨床医に委ねられているのだが、そこでは医師たちが十分な知見や情報にもとづいて判断していることが大前提となる。そのために、医師は自分の認識(自分の経験にもとづいてくだした診断や、最適だと考えた治療法)をいったん棚上げにして、これまでに他の医師たちによって報告されている医学文献と照らし合わせて、自分の認識が適切であるかどうかを確認しなければならない。これこそまさに、〈人間の認識とは独立して存在する〉という実在論的な疾病観によるものであろう。こうした考え方は、一九九〇年代にカナダのマクマスター大学の疫学者たちによって「エビデンス・ベイスト・メディスン」と名づけられ[33]、またたくまに世界中を席巻して、二〇〇〇年前後からは臨床医が守らなければならない規範にさえなった。

今日では、多くの疾患について診断と治療のガイドラインがつくられているが、そこにはきまって「エビデンス・レベル」が付記されている。このエビデンス・レベルは、その判断を裏づける医学文献の信頼性を格付けしたもので、最高の1a(ランダム化比較試験のメタアナリシス)から最低の6(患者データにもとづかない、専門委員会や専門家個人の意見)までの七段階で評価される。これらにもとづいて、一つ一つの治療法の推奨度がA(行うよう強く勧められる)からD(行わないよう勧められる)までの四段階で格付けされている。

本書の冒頭に示した小話の数か月前に、医師が患者の臨床データを前にして、「診療ガイドライン」にある「クリニカルクエスチョン」——治療方針を決める際などに、複数の選択肢がある場合に、判断の決め手となる要点を「設問」の形にしたもの——を考えていた時間があったかもしれない。非浸潤性乳管癌に対する非切除は勧められるか。センチネルリンパ節に転移を認める患者に対して腋窩リンパ節郭清省略は勧められるか。ＨＥＲ２陽性転移・再発乳癌に対する二次治療で推奨される治療は何か[34]——。

これらのクリニカルクエスチョンは、目の前にある臨床所見に注意深く照合させなければならない。それが出来さえすれば、あとはガイドラインで推奨度の格付けがされている対処法を見て、為すべきことを決めればよい。

さて、その決定の責任は自分にある。何としても正解にたどり着かなければならない——。

第3章 ケアする私、ケアされる私

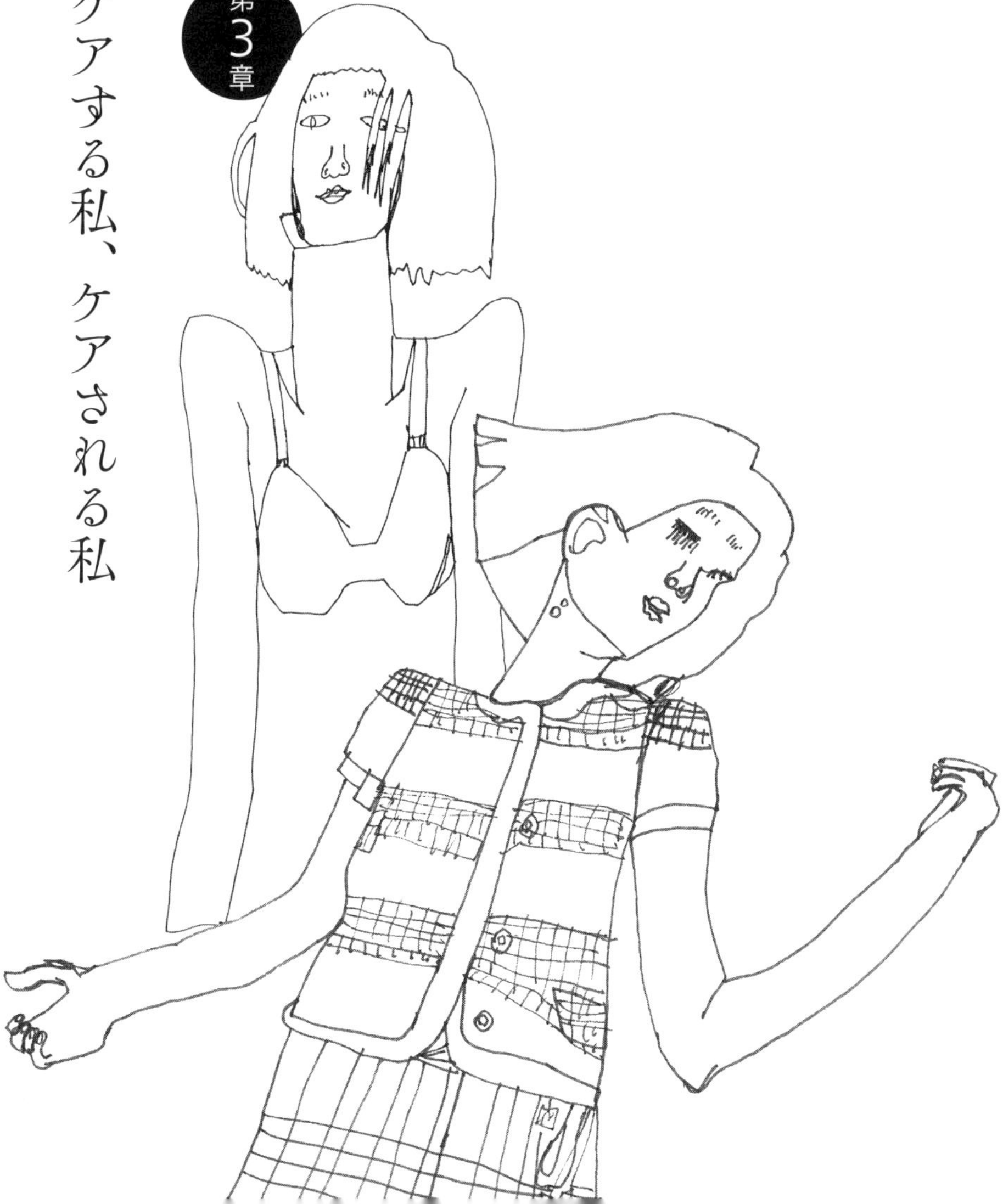

1 〈ケアする私〉の物語論

治療する私

ヘルスケアに関連したナラティヴが論じられるときに、一つの焦点となるのが〈私の物語〉である。英国の精神科医ロナルド・レインは、「自己のアイデンティティとは、自分が何者であるかを、自己に語って聞かせる説話《ストーリー》である」と述べた[1]。

私は何をしてきたか。どこから来て、どこへ行こうとしているのか。そもそも私とは何者か——。こうしたことが語られる際に、〈私の物語〉の私とは、ほぼきまって患者のことを指している。つまり、問題になるのは、病気などによって〈私の物語〉が揺らいでいる存在としての患者だというのが、暗黙の前提になっている。

しかし、ここではあえて、最初に〈ケアする私〉について考える。最初の章で述べたように、ケアをする人が自分に向ける視点が不可欠だと考えるからである。

日本では、高校で最も優秀な学業成績をおさめた生徒が医学部に入学してくる。人を救いたいとか、医療の仕事がしたいといった直接的、積極的な動機をもつ人だけでなく、高校の理数系科目の成績がよいために医学部を受験する人も少なからずいる。東大や京大の理工系学部に進んで研究者やエンジニアになる人生と、地方国立大学の医学部に入って医師になる人生とを天秤にかける[2]。それができるような成績を得た高校生にとっては、医師免許という国家資格にまもられた身分になり、高い収入と社会的信頼とが約束され、文字通りに生命を救うことで他人から感謝される仕事に就く、というようなイメージによって後者を選ぶのは、理にかなったことのように思えるのかもしれない。

次の〈私の物語〉は、何人かの医師たちの様子をもとにつくられたフィクションである。

＊＊＊

医学部に入ったばかりの私は、それまでとはまるで違う大学での勉強にとまどいながらも、有能感にあふれる同級生や部活の先輩たちのなかで充実した学生生活を送る。検体を用いた解剖実習に臨み、生身の患者を受け持つクリニカル・クラークシップと呼ばれる臨床実習にも慣れ、国家試験に合格し、医師の資格を得る。そうしたなかで、教員や先輩医師からたびたび「医師としてのプロフェッショナリズム」を身につけろと言われた。とりわけ耳に残っているのが、「ノブレス・オブリージュ noblesse oblige」という言葉だった。これは、高い社会的地位を得る者には、それに応じて果たすべき社会的責務があるという、ヨーロッパの貴族階級に求められる倫理観を表す言葉だという。

プロフェッショナリズムと言えるようなものかどうかは分からないが、私が医師になっていくなかで身につけたのは、「不確かなことは言わない」という態度である。

世の中に流布している情報のなかには、科学的な検証がなされていないものがたくさんある。そうした怪しい情報に感化されて無茶な要求をしてくる人もいる。好きな言い方ではないが、「モンスター・ペイシェント」と呼んでもよさそうな患者にも遭遇した。そのほとんどが、医療のもっている不確実さというものを理解していないか、医療従事者のことを信用していないかのいずれかだった。

医療というものは、不確実な生命現象を扱う。しかし、患者は「治りたい」という欲求を抱いていて、私たち医師の口から「大丈夫ですよ」という言葉が出てくるのを待っている。しかし、安易にそんなことを言ったところで、あとから事実が明らかになる。期待通りにいかなかった患者は不満をつのらせてしまう。だからこそ、医師はどんな治療にも不確実さがあることをつねに強調しなければならないのだ。あなたの状態はこうで、治療の成功率はこのくらいだと、正直に話せばよい。確かなデータがない場合には「分かりません」と言えばよい。

*

私に迷いがあるとすれば、社会のなかで自分たちが置かれている状況である。研修医を経て、地域の基幹病院の勤務医になったいま、高校時代の同級生たちに比べれば、より高い収入と社会的地位とを獲得したのかもしれない。しかし、この国で推進されている「働き方改革」から置き去りにされているかのような勤務実態には納得がいかない。厚生労働省は、「過労死ライン」と呼ばれることになる残業時間の基準を二〇〇一年に定め、月あたりの残業時間が八〇〜一〇〇時間を超えると、それが原因で脳卒中や心臓病が生じたと見なせると述べた[3]。

ところが最近になって、彼らは医師の残業時間の上限を年一九〇〇〜二〇〇〇時間とする案を示したのだ[4]。年二〇〇〇時間とは、一か月におよそ一六七時間で、「過労死ライン」をはるかに超えている。この病院で言えば、朝七時から夜二二時三六分まで働くということだ[5]。これはまさにいまの自分の勤務状況と大差がないし、実際に過労で自殺した医師たちの勤務実態にも近いのである。新聞によれば、新潟で命を絶ったある女性研修医は、亡くなる直前の一か月間の残業が約一七七時間だったという。朝七〜八時に出勤して深夜まで働き、死の四か月前に鬱病を発症した。家族に「医者にならなきゃよかった」と漏らしていたとも言われる。[6]

いまの自分と何が違うのかと言えば、この「医者にならなきゃよかった」という、アイデンティティの危機に至るほどまでに追い込まれた状態になっていないという点だけだ。

*

私が特に思い悩むのは、自分がどこを向けばよいのかが分からなくなるときである。定時に帰るなど思いもよらないが、夕方の六時、七時になって「よし、今日は帰ろう」というときに、看護師から呼ばれる。行ってみると、自分がずっと残っていなくても特に問題はないようにも思える。病院は「チーム医療」を掲げているのだから、当直医や、処置によっては看護師たちが対応してもよいはずだ。その一方で、医師としてのプロフェッショナリズムを考えれば、主治医である自分が責任をもたなければならないことになるのだろう。

しかし、自分には妻や子どもたちがいる。患者のほかに「家族」という私的にケアすべき対象もあるのだ。つねに公的にケアすべき対象である「患者」のほうを優先するというのが、医療人のプロフェッショナリズムなのかと疑問も感じる。

こういうことを他の医師たちと話していると、あの「ノブレス・オブリージュ」という魔法の言葉《マジック・ワード》が麻薬のように使われている気がしてくる。医師がアイデンティティの危機に瀕し、医師として歩むこと自体に迷いが生じたときに、超人的な力を出せと迫ってくるのが、この言葉ではないのか。

＊＊＊

医のプロフェッショナリズムと実在論

医のプロフェッショナリズムは、卓越性、人間性、説明責任、利他主義の四つの柱をもっているとされる。[7] 欧米の内科系学会が合同でつくった「新ミレニアムにおける医のプロフェッショナリズム」[8]には、患者の福利優先、患者の自律性、社会正義という三つのものに貢献《コミット》すると書かれている。

右の物語のなかの医師は、こうした理念をわきまえているように思える。卓越性とは、科学的な検証にたえる真実のみに忠実であろうとする態度であり、それを徹底して自分に課し続ける覚悟を要する。つねに最新の医学的知識をもつべく研鑽を続けることが、患者の福利を優先する利他主義にもつながるだろうし、「あなたの状態はこうで、治療の成功率はこのくらいだ」と、正直に話し、確かなデータがない場合には「分かりません」という態度は、まさしく説明責任を果たし、患者の自律性を尊重する態度だろう。

しかし、この医師が思い悩んでいるのは、こういったリストにある項目どうしがぶつかり合う状況に置かれたときである。たとえば、医学的な見地からすれば無謀としか思えないような治療を患者が望んだ場合、患者の福利と自律性とが対立する。福利優先ならばやらないほうがよいだろうが、自律性を重んじれば患者の意向に沿って実施すべきだということになる。

また、過労死を招きかねないほどにケア者自身が消耗するような状況や、その歯止めになるような項目については、こういった義務のリストのなかに書かれていない。医療従事者の側にも固有の人生があり、人間としての弱さがあるはずだが、そのような要素はプロフェッショナリズムのなかではまるで顧慮されていないかのようである。

しかしなぜ、理念どうしの対立が起こり得ることや、医師の側にも脆弱性があることを認めようとしないのだろうか。その理由の一つは、医師たちが疾病や治療を考える際に、ずっと基盤にし続けている実在論にあるというのが、筆者の見立てである。医師たちは、近代医学の始まった頃からずっと実在論にとらえられていて、それが彼らのプロフェッショナリズムをよくも悪くも特徴づけているように思えるのである。

実在論とは、第二章で論じたように、物事を〈人間の認識とは独立して存在する〉と見なす態度である。反対に、物事を〈人々の認識によって社会的に構築されている〉と見なすのが構築論である。二十世紀にさまざまな学問分野で実在論が力を弱めて構築論が台頭したのだが、ヘルスケアの領域では、この実在論から構築論への転換は不完全なものとならざるを得なかった。医師が治療を行う際に、病気についてのとらえ方を〈人々の認識によって社会的に構築されている〉と見なしてしまえば、患者が自分の病気について医学的に誤った認識（たとえば、熟し切ったリンゴを食べると癌が治るというような）を抱いていても、「それは当人のとらえ方なのだから」と受け入れざるを得なくなる。

医師はあくまで、正しい診断と、それに適応した正しい治療法とがあることを信じていなければならない。たとえ、効果が不確かな治療法であっても、統計を用いて「何パーセントの確率で有効である」と言えなければならない。複数の異なる学説がある場合には、「今の段階では、Aという治療法がよいという人と、Bの方がよいという人がいます」と言うことはできる。しかし、それはあくまでいまの状況であって、将来的には必ずや最善の治療法が確定するはずだと信じたい。「価値観によってどちらが好ましいかの判断は異なります」というような言い方をすることは、実在論を信奉する医師にとって、気持ちのよいものではないはずである。

もう一つの理由は、医師のプロフェッショナリズムがつくられてきた歴史的経緯にある。しばしば言われるように、医師という職業は、西洋においては聖職者や法律家とともに、最も早くから高度な学識をもつ専門職《プロフェッション》と見なされた。こうした専門職は、自分たちの自律性《オートノミー》を守るために、集団をつくって結束する必要があった。すなわち、国家や宗教からの介入を最小限にとどめ、自分たちの集団だけがその業と市場とを独占する権利を認められるように、結束して社会的信用を勝ち取らなければならなかったのである。[9] そのために、権力者から決まりごとを押しつけられる前に、自分たちの手で集団内の人間に守らせる倫理綱領をつくり、それを対外的に公示した。

こうして形づくられた専門職のプロフェッショナリズムは、自治と権益を守る対外的な側面と、職業倫理意識の醸成という対内的な側面とを併せもつものとなる。結果として、その内容は、外部者の目をも意識した正しさのリストになった。古代の「ヒポクラテスの誓い」に始まり、今日の「新ミレニアムにおける医のプロフェッショナリズム」に至るまで、内容の変更は繰り返されてきたが、基本的な理念や原則に始まって、テーマ別に整理された具体的な行為規範が並ぶという正しさのリストとしての基本構成はあまり変わっていない。

応じようとする私――ケアリング

医師以外のヘルスケアの専門職に目を向けると、また違った様相が見えてくる。最近では、専門職の倫理綱領のなかで、自分たちのもつ脆弱性に言及しているものもある。

たとえば、日本臨床心理士会の倫理綱領には、「会員は、心身の健康のバランスを保つとともに、自分自身の個人的な問題が職務に影響を及ぼしやすいことを自覚し、常に自分の状態を把握するよう努める」[10]と、医師たちから羨ましがられそうな項目が掲げられている。日本看護協会の倫理綱領にも、「看護者は、より質の高い看護を行うために、看護者自身の心身の健康の保持増進に努める」[11]という条文があり、「自らの心身の健やかさを基盤として看護を提供する。（中略）心身の健康を保持増進するために、職業生活と私生活のバランス、活動と休息のバランスを保つように努める。特に、援助専門職が陥りやすい心身のストレス状態や燃えつきを予防・緩和するために、個人及び職場内のストレスマネジメントをうまく機能させる」等の解説が付されている。

こういった内容は、物事を〈人々の認識によって社会的に構築されている〉と見なす構築論が反映された結果だとまでは言えないかもしれない。しかし、ヘルスケア専門職のプロフェッショナリズムのなかで、自分たちの側に脆弱性や限界があることを認めているかどうかは、彼らの行動に少なからず影響をもたらすように思える。

倫理綱領のように外部者の目を意識した規範を公示しようとした文書ではなく、〈ケアする私〉のあり方を考えようとした人たちの著作物からは、構築論の影響をもっとはっきりと感じとることができる。とりわけ、看護、心理、ソーシャルワーク、教育など、病者の世話、発達の支援、個人としての尊厳の回復、社会とのつながりの回復といったものを自分たちの職能としてきた専門職のあり方の議論のなかで、それが顕著に見られる。[12] その核心部分にあるのが、これらの専門職が自らの職業的アイデンティティの核に据えようとした「ケアリング caring」という考え方である。

ミルトン・メイヤロフは、ケアリングとは、「他者の成長をたすけること」だと論じた。彼は、自分の子どもを育てる父親を例にとり、ケア者は自分の欲求を満たすために被ケア者を利用するのではなく、その人が本来的にもつ権利を認め、その人がもつ成長への要求に応えることで、その成長をたすけることが、ケアの本質なのだと主張した。[13]

ネル・ノディングスは、もっと厳しい要件をケア者に課した。彼女によれば、私があなたをケアしていると言えるのは、（1）私の意識のなかにあなたへの関心と動機の転移があり、（2）私がそれに沿った行為を行い、（3）私がケアしているのだということを、あなたも認識している、という三つの要件がすべて満たされる場合に限ってのことである。[14]

ノディングスの説の特色は、彼女が「自己からの脱却[15]」とさえ形容した、ケア者の徹底した受容的態度にある。〈ケアする私〉は、自分の意図を〈ケアされるあなた〉に投げ入れてはならない。その逆、つまり〈ケアする私〉の側に、〈ケアされるあなた〉を受け入れて、あなたとともに見たり感じたりするのでなければならない。このような発想は、医師の実在論的なプロフェッショナリズムのなかにはほとんど見られないものである。

ケアリングを職業上の理念とする人は、自分のもつ〈正しさ〉の基準をいったん棚上げにして、自分が向き合っている被ケア者の側にあるものを見きわめようとしなければならない。医師たちが「卓越性」などの理念を掲げて、科学的な真実にもとづいて正しい判断を確実にくだせることを自らに課しているのに対して、メイヤロフやノディングスは、ケア者の側が真実を理解でき、被ケア者にはそれができないとは考えていない。患者のほうが真実を理解しているとまでは言わないにせよ、少なくとも患者が何を必要としているかに気づき、応じようとすることがケア者の責務だと見なしている。

このような発想は、専門職《プロフェッション》の世界で長年にわたって続いてきた、男性を標準と見なす慣習に抗したフェミニズムと響き合いながら、「ケアの倫理 ethics of care」という新しい思想を生みだした。

ケアの倫理を最初に提唱したキャロル・ギリガンは、男性が成長発達のなかでたどって行くとされる、〈他者から独立して自律性を確立する〉というプロセスが人間一般にとっての標準だとする考え方を強く批判した。たとえば、エリク・エリクソンの有名な発達段階理論では、乳児期から成人期までの段階のおよそすべてが自律性と独立性を獲得するためのものと位置づけられ、他者からの分離が成長の度合いを示す目安と見なされている。エリクソンが、女性のアイデンティティの確立には、他者との親密さが重要な意味をもっていると論じていたにもかかわらず、それを自分の理論にまるで反映させていないと、ギリガンは痛烈に批判した[16]。

ケアの倫理は、箇条書きにできるような固定化された正しさのリストを否定する。そうではなく、自分が相対する他者の前において、その人の声を聞き、その人が必要としているものを理解したうえで、自分の行動を考えるべきだと主張した。倫理の本質は、権利や規則のような普遍的な概念を個別事例にあてはめる態度ではなく、むしろ個別的な人間どうしの関係のなかで思いやりを発揮し、責任を引き受けあう相互作用にある。だから、ケアの倫理をヘルスケアに従事する人のプロフェッショナリズムの核に据えようとすると、科学的な真実にもとづいて正しい判断をくだすことよりも、目の前にいる人に応じることのほうが重要な課題となる。

具体的に何をすることが正しいのかをあらかじめ決めておくことはできない。義務のリストをつくるとすれば、それは目を配るべき要素のリストになる。たとえば、その人が置かれている状況はどんなものか、その人が本来与えられて当然の権利を奪われていないか、その人は周りにいる人たちから十分に支えられているか、といったものである。

共感

そこで持ち出されるのが、〈共感〉という、能力のような、義務のような、不思議な概念である。共感は、〈ケアする私〉をめぐる議論のなかで、一つの魔法の言葉《マジック・ワード》になっている。「共感」という日本語は、英語のempathy, sympathy, compassion, synesthesiaなどに充てられる翻訳語であるが、ヘルスケアの分野では、このうちempathyを「共感」と訳し、sympathyを「同情」（あるいは「同感」）と訳して、両者の違いに関心が注がれ、共感こそがヘルスケア専門職に必要で、同情は有害であるとさえ論じられてきた。

その際、共感は病者の苦痛が〈当人にどう感受されているか〉を理解しようとする態度であり、同情は〈自分が患者の立場に置かれたらどう感じるか〉を考える態度だとされる。共感は相手の苦痛を当人の主観で評価するのに対して、同情は自分の主観によって評価する。それゆえに、同情は自己本位の評価になったり、過度な情動反応が生じてケア者が疲弊し、燃え尽きるリスクをもっているという。▼17

しかし、この区別はかなり曖昧なものである。共感は相手の主観で評価することを理想とするが、〈他者の眼で見ること〉は実際には不可能なので、何かを参照するほかはない。その参照すべきものが何であるのかが重要なのだが、それが簡単には見つからない。

最も考えやすいのが、自分がこれまでに経験した類似の出来事や、そのときに抱いた感情などだろう。夫を亡くして茫然としている人を前にして、自分がかつて幼い息子を失ったときのことを思い出す。しかし、それを持ち出すと、自分の主観に引き寄せて評価する同情と、どこが違うのかが分からなくなってしまう。

この問題は、脳科学や動物行動学などの分野でも盛んに研究がされている。たとえば、人間やサルなどの霊長類の脳には、ミラーニューロンと呼ばれる特別な神経細胞があって、他個体の経験を目の当たりにしたときに、あたかも自分がその行動をしているかのような反応が生じることが分かっている。仮説としては、こうした脳内のしくみが、共感と利他的行動（他個体の利益を優先し、ときには自己犠牲も厭わないような行動）の身体的基盤になっていると見なされている。[18]

しかし、今日の脳科学では、共感や利他的行動が生じる際に、脳のどの部位がどんなタイミングで活性化されるかは解明できても、〈夫を亡くした人がいま感じている悲しみ〉と、その人を前にした〈ケア者が、かつて息子を失ったときに感じた悲しみ〉とが、同質のものかどうかを証明することはできない。脳内のまったく同じ部位が同じように活性化するとしても、当人が主観的に感じているもの（クオリアと呼ばれるもの）が同質のものであるのかどうかは、いまの脳科学の手法では解明できないのである。[19]

他者との「一体化」は可能か

共感と同情の異同や、患者の苦痛を当人の感じるように理解できるかどうかについて、いつか脳科学が解明する日が来るのかもしれないが、他者と自分とのあいだに〈介在するものが何もない〉という状態があり得るのかどうかについて、いったんは考えてみる価値がある。私とあなたが完全に分かり合える瞬間、あたかも意識が融合したかのような瞬間があり得るのかどうか——。

SF作家のアーサー・C・クラークは、独立した身体をもつ個体どうしが、全体で一つの知能をもつ生物を描いた。[20]〈私〉という意識ではなく、〈私たち〉という意識が支配的なので、ある個体が命を落とすときに、その個体は特段嘆き悲しむことはない。しかし、ひとたび〈私たち〉全体を脅かす危機的な状況が生じれば、すべての個体の知能が一つになって、問題を解決するために働くことができる。

現実の人間どうしのあいだで、そんなふうに他者の意識や感情を即座に自分と分かち合うのは困難なように思えるが、ケア者と被ケア者との関わり合いのなかの特別な瞬間に、両者の意識が一体化するかのような感覚を抱いた人たちもいた。そして、そのような状態を、ケアリングの一つの究極の理想と見なせるかどうかが論じられた。その際に引き合いに出された思想家の一人が、マルティン・ブーバーであった。彼は、メイヤロフやノディングスのケア論の半世紀ほど前の一九二三年に『我と汝』を出版し、自分と他者の関係を考える人たちに長く影響を与え続けている。

ブーバーはこう書いた。

我それ自体というものは存在しない、存在するのはただ根源語・我—汝における我と、根源語・我—それにおける我だけである。

人間が我を語るときには、この二つの我のうちのいずれかがおのずから意味されている。人間が我を語るときそこに存在するのは、その場合に意味されているほうの我である。また人間が汝を語ったりそれを語ったりすれば、二つの根源語のいずれかにおける我がおのずからそこには存在している。[21]

ブーバーの過激さは、〈私〉という存在を一個の独立した存在としてとらえ続けてきた近代西洋思想の一貫した流れのなかで、「我それ自体というものは存在しない」と宣言している点にある。いわば、私が何者であるかを考えるよりも、私が何に向き合っているかが問題だというのである。

私が向き合っているのは、「汝《なんじ》」か「それ」のいずれかである。ブーバーは、「汝」と「それ」を詩的な表現で論じていて、それらの定義には解釈の余地がある。確かなのは、私たちが普通に向き合っているもののほとんどが「それ」であり、「汝」と呼べるのは、ごく特別なものだけだ、ということである。

人であれ、ものであれ、私たちは目の前にあるものを他のものと比べて、それが何ものであるかを自分の知識体系のなかで位置づける。このように、多くのもののなかの一つとして向き合っているものは、すべて「それ」である。これに対して、「汝」と言えるのは、私たちが唯一無二のものとして向き合っていて、他のものとの比較や分析を放棄せざるを得ないようなものに限られる。私が自分の確固とした視点を放棄して、その存在との関係のなかに引き込まれてしまうことも生じる。「汝」と呼べるような相手との関係とは、「心が通じ合っている」というような、情緒的な距離が近いというものではない。私と「汝」は「生身の存在」として向かい合っていて、二人のあいだには一切の媒介物がない。私は「汝」について自分が知っていること、つまり知識や情報を捨て去る必要はないが、「汝」を自分の関心で分析したり、他の存在と比較したりすれば、その瞬間に「汝」は「それ」に転化してしまう。

こんな関係は、現実世界で考えれば、完全に相手に魅了されているような、究極的な場面でしか成立しそうにない。家族や親友、あるいは恋人でも、「生身の存在」として向かい合っていると、確信をもって言える瞬間はそんなに多くはないかもしれないし、逆に赤の他人であっても、そのような究極的な状況があり得るかもしれない。あるいは、詐欺師に騙されているときや、洗脳されているときにこそ、そんな状況が成り立っているのではないかと、一種の危うさも覚える。[22]

それでも、ケア者が被ケア者と〈一体化〉する関係性を、一つの理想と見なした人たちは少なからずいた。先述のメイヤロフもノディングスも、被ケア者との一体化の可能性と言えるような状態を論じている。

メイヤロフは、ケアする際に、相手との「合一」を経験するかもしれないが、それは「寄生的関係」つまり相手を支配したり所有したりする試みによってもたらされる経験であってはならず、その人がその人らしくなることを望んでのことでなければならないと述べている。[23]

また、ノディングスは「一体化」にもっと積極的な意義を認め、ケア者はしばしば自分のなかに「二重性」が現れたように感じるが、それは被ケア者とのあいだに「動機の転移」が起こるからだと考えた。[24] つまり、ケア者は病者の動機によって行動することができるはずであり、このような状態を「専心没頭 engrossment」と呼び、それを積極的に探求すべきだと説いた。

臨床心理の領域にも、そのように考えた有力な論者がいる。カウンセリングを受けに来る人を「患者」ではなく「クライエント（来談者）」と呼ぶことを提唱し、伝統的なカウンセリングのあり方を批判して、非指示的療法、クライエント中心療法を提唱した臨床心理学者のカール・ロジャーズである。

ロジャーズは、最良の治療関係が構築できた瞬間に、セラピストとクライエントのあいだに、ブーバーの「我―汝」関係に似た状態が生まれるのではないかと感じていた。両者のあいだに隠されたものが何もない「透明」な状態が生じ、セラピストである私は「ありのままのその人」としてクライエントを受け入れ、その体験を当人の内側から見ることができるように思え、クライエントのほうも私のそのような態度を多少とも感じとってもらえている。

ロジャーズは、一九五七年に、米国を講演旅行中だったブーバーと対話を行い、このような問いを当のブーバーにぶつけたのだった。

私たちが経験しているのは、あなたの言う「我―汝」と共通するところがあるのではないでしょうか――。

しかし、ブーバーは、その呼びかけに「イエス」とは答えず、ケア者と被ケア者とのあいだには、超えることのできない違いがあると述べた。

クライエントがセラピストのもとに助けを求めてきたのであって、逆ではない。セラピストはクライエントに援助を提供できるが、クライエントはセラピストを助けることはできない。そもそも両者の視界が大きく違う。セラピストにはクライエントが見えているだろうし、自分の側と相手の側との双方から状況を眺めることさえできるのだろうが、クライエントは自分の側からしかものが見えない――。このようにいくつもの理由を並べ立てて、ブーバーは、「あなたは（クライエントと）同じ平面に立っているつもりでしょう。しかしそんなことはありえないことです」と、ロジャーズをにべもなくはねつけた。[25]

ブーバーの発想のなかには、患者の権利の時代とも言われる今日では、修正が必要な部分があるように思う。クライエントはケア者が思う以上に自由な視界をもっている場合もある。ときにはクライエントがセラピストの側から自分がどう見えているかを想像することもあるだろうし、セラピストがうまくやってくれるように、自分の側も何らかの手助けをしていることもあるかもしれない。しかし、ケア者と被ケア者とのあいだに絶対的な違いがあることについては、疑う余地がない。両者のあいだには、「ケア者の側が病んでいる」という事実のほかに、根本的な違いがある。

それは、ケア者は複数の被ケア者の求めに同時に応じなければならないという、職業的なヘルスケアの宿命とも言うべき問題である。[26]

私がある患者と良好な治療関係をつくることができた場合、その患者にとっての相手は私一人である。しかし、私のほうは、他の患者とも良好な治療関係を構築しなければならない。ケア者と被ケア者との関係は、家族などが介護をする場合には〈一対一〉の図式になることがあるが、職業的なヘルスケアの場合は、必然的に〈一対多〉の図式になる。それでも、ロジャーズが言ったような特別な瞬間――最良の治療関係が構築でき、両者のあいだに隠されたものが何もない「透明さ」が生じる一瞬というものは、ほんとうにあり得ないのだろうか。

2 〈ケアされる私〉の物語論

自己についての問い

ここでカメラの位置を変えて、〈ケアされる私〉の視点で考える。普通の患者が、〈私の物語〉というものを考えるのかどうか。あるいはそれを、ケア者に話して聞かせようと思うのかどうか。次の〈私の物語〉は、筆者自身を含めて、身近な人たちの様子をもとにつくられたフィクションである。

＊＊＊

私は病気になる。どうにかしてほしいと思って病院などへ行き、ケア者の前に立つ。しかし、そのときに〈私の物語〉のようなものを考えるかどうかは、当然ながら、私がかかっている病いが何なのかによって、まったく違うだろう。たとえば、インフルエンザ、慢性の腰痛、狭心症、鬱病のそれぞれにかかったときのことを想像してみよう。

インフルエンザの症状は相当に辛いものだが、毎冬に流行する季節性のものであれば、まず数日のうちに完治することだろう。〈私の物語〉というようなものを深く考えることもなく、日常生活のなかの重要案件についての考えをめぐらすくらいかもしれない。何日間か休まざるを得ないが、気がかりな案件のことを電子メールで連絡しておこうというようなことである。これでは到底〈私の物語〉などと呼べないかもしれない。しかし、こんなたわいもない〈私の物語〉であれば、むしろ医療従事者に気軽に話せるかもしれない。彼らのほうも、アドバイスをしやすいだろうし、特に妙案がなくても、「それは大変ですね」と答えておけばすむだろう。

　慢性の腰痛には、時折憂うつになる程度には悩まされているのだが、もはや順応してしまってもいる。〈私の物語〉が思い浮かぶとすれば、長い年月にわたってこの慢性の病いと付き合ってきたからか、「諦め」をテーマにした物語くらいかもしれない。かつて自由に登ることができた山々には、もはや二度と登れないのだな、というようなものである。医療従事者にそんな話をするかどうかは、相手によって変わるだろう。本当は山に登りたいんです、などと話してみたところで、無関心に聞く医師もいるだろう。もちろん、「頑張ってみますか」と、薬とかリハビリテーションを勧めてくれる人もなかにはいるかもしれないが。

　狭心症だと言われたら、思っていた以上に、日常のなかに〈死〉の影がひそんでいるという事実を突きつけられ、これからは突然死の可能性を抱えた時間が続いていくと考えるだろう。これまでやってきたことと、あまり長くないかもしれない未来の時間を思い巡らせて、時間軸の上で右往左往をくり返すに違いない。〈私の物語〉は、「自分がどこから来てどこへ向かうのか」という哲学的なものかもしれないが、細々《こまごま》とした実際的なものでもあるだろう。もしも心筋梗塞が起こった際には、自分では何もできなくなるのだから、それに備えておかなければならない。家族のこと、仕事のこと、親より先に死ぬかもしれないこと、犬の散歩、財産だの年金だの。しかし、こういった話を医療従事者にするだろうか。死ぬかもしれない不安を抱えて生きるのだから、それなりの精神的な辛さがあることを、循環器内科の医師にも分かってほしい気がする。しかし、こんな話をしたところで、彼らは困りはしないだろうか。

鬱病のような心の病いを抱えているのであれば、〈私の物語〉そのものが傷んでいるのだろう。鬱があまりに深刻なら、「自分がどこから来てどこへ向かうのか」などと考える気力も残っていないかもしれないし、考えるだけで、闇のなかへ引きずりこまれるような怖さを感じる。しかし、そのようなときに、精神科とか心療内科に行く気になるだろうか。「自分はいったい何者なのか、これからどこへ向かえばよいのか、分からなくなりました」というような話を、医療従事者の前ですることが、果たして自分にできるのだろうか。いっそ割り切って、インフルエンザでタミフルをもらうのと同じように、脳にはたらく薬を処方してもらうだけの関係のほうがよいのだろうか。

*

こんなふうに考えてみると、病気によって〈私の物語〉はずいぶんと違っているように思う。病気が深刻で、〈私の物語〉が自分という人間の芯に近いものになるほど、他人であるケア者には簡単に話せない気がする。そう思うのは、自分が医療従事者にとって特別な存在ではなく、たくさんいる患者の一人にすぎないということを、わきまえているからかもしれない。

大抵の場合は、私はそれでも構わないと思っている。あるいはむしろ、誤診のないように、彼らなりのやり方でしっかりやってほしいと願う。医療従事者と呼ばれる人たちの素っ気ない物言いとか、私という人間ではなく、私の病気だけを見ているかのような態度に不快感を覚えることはあるが、それがいっときの関係性だと思えれば耐えられるし、むしろ気が楽だと思えることさえある。

いつだったか、胃にピロリ菌がいることが分かって、それを除去しようとした際に、私の胃を内視鏡で覗いた医師はこう言った。

「ほら、菌にやられて胃壁が薄くなっている。ペラッペラだな」

独り言なのか、あるいは真面目な気持ちで私に聞かせているつもりなのか分からなかったが、癌と疑わしき部位があるとかで、胃の組織の一部をつまみとって病理検査にかけることになった。それから不安にさいなまれて、ほとんど一睡もできない日が続いたので、後日、その医師に睡眠導入剤がほしいと言ってみたことがある。

「不安でなかなか眠れません」と話した私に、その医師はこう言った。

「なんで?」

お互いにキョトンとした顔を向け合ったが、医師は「だって、検査結果を待つしかないでしょ」と言って、睡眠導入剤を何日分か出すというようなことをカルテに手早く書き入れた。

私はこの医師を相手に長々と会話をするまいと思った。この人は検査の精度をしきりと自慢していたが、少なくとも〈私の物語〉を聞いてもらう相手ではない。この人にとって、私の身体の問題だけが守備範囲なのだ。そこだけはガッチリ守ってやろうということらしい。そこから飛び出したボールがあっても、この人は拾いに行こうとさえしないのだ。

もちろん、もっと尊敬できる医療従事者にも出会ってきた。しかし、今後かかる病気の種類はいろいろだろうし、その都度いい医師にめぐり会えるかは分からない。

＊＊＊

このフィクションの「私」は、ケア者のことを相当に気遣っている。まるで、パーソンズの言う患者の義務（病人の役割を受け入れて、できるだけ早く回復するよう努める義務、有能な専門職たる医師の援助を求め、医師に協力する義務のこと。第五章参照）を忠実に果たそうとして、あれこれと忖度しているように見える。あるいは、これまでの医療従事者との関わりから、病院のような場所で、ブーバーの言う「それ」扱いを受けることに慣れてしまっているのかもしれない。

しかし、それでも〈私の物語〉をケア者に聞き届けてほしいという思いも抱いている。そのような思いを引っ込めてしまわずに、堂々とケア者に求めてもよいのだろうか。それは単に「いい医師」にめぐり会えるかどうかという、医療従事者のパーソナリティとか、患者との相性の問題なのだろうか。もっと一般的に、患者に認められるべき権利の一つとは考えられないのだろうか。

話を聞いてもらう権利

もちろん、日本の保健医療制度は、ケア者と被ケア者が時間をかけて個別的な話をするのに適した制度にはなっていない。今日のヘルスケアでは、エビデンスにもとづいて最適と言えるサービスが、比較的安価な保険診療として提供されている。そのなかで、患者との対話については、医師が患者に療養上の指導や情報提供をすることは診療報酬の対象になっているが、患者と深い話をして、そこで患者の〈私の物語〉のような個別的な話を聞いたところで、診療報酬の加算にはほとんどならないし、かといって患者が「話を聞いてもらえた分」を追加料金として自費で支払うこともできない。日本では、保険診療と保険外診療の併用は、原則として認められていないからである。

ならば、現行の制度を改善して、「話を聞いてもらう権利 right to be heard」を、患者の権利として確立することはできないのだろうか。世界医師会の「患者の権利に関するリスボン宣言」には、良質の医療を受ける権利、自己決定の権利、情報を得る権利、選択の自由の権利、尊厳に対する権利、健康教育を受ける権利などが掲げられているが、「話を聞いてもらう権利」という項目はない。一九六二年にジョン・F・ケネディが掲げた「消費者の権利章典」には、この「話を聞いてもらう権利」が含まれているが、これは製造責任や監督責任を負う者が消費者の意見を聞き、それを自分たちの業務に反映させるべきだというものである。

ヘルスケアを〈サービスの提供とその消費〉と見なすことに抵抗感をもつ人は少なくないのかもしれないが、「話を聞いてもらう権利」が「良質の医療」に不可欠だという考え方が広がっていけば、これも患者の権利の一つとして認められていく可能性はある。

病者の自己論

〈私の物語〉をケア者に聞き届けてほしいと思う動機が切実なものとなるのは、それを聞いてもらうこと自体が心のケアになるような状況である。そのような状況では、患者の〈私の物語〉そのものが揺らいでいる。身体の病気であっても、これから先の人生史を揺るがすような深刻な病気であれば、患者の心は身体と同じように傷ついている。あるいは、鬱病や統合失調症、さらには認知症のように、心の病いと呼ばれるものにかかれば、誰の助けも借りずに〈私の物語〉を思い描き続けることそのものが難しくなる。そんな状態に置かれる患者にとって、頼りになる考え方というものがあるだろうか。

ケア者の場合、〈私の物語〉が危機に瀕したときに頼れるのは、プロフェッショナリズムであり、ケアリング理論であった。これに対して、被ケア者のほうには、そのような基盤となる考え方があるだろうか。もしかすると、それは〈私の物語〉を支える「自己」についてのとらえ方かもしれない。ただし、それは健康で活き活きとした人についての自己論ではなく、病者の自己論である。もっとも人間の思想の歴史を振り返ると、病者の自己論が明示的に論じられたのはかなり最近のことでしかないらしい。

自己selfという概念の変遷を研究する人たちによれば、西洋における自己概念の探求は、いまからおよそ三〇〇年前の啓蒙思想の時代に始まったとされる[27]。それまでは、人間の核には神によって与えられた不死なる魂があり、それは私を成り立たせ、私という存在に統合性をもたらす一方で、私の個別性を超えた存在であり、私が死んだのちも生き残る不死なる存在であると見なされていた。

十七世紀に、デカルトが『方法序説』で身体と魂とを峻別する心身二元論を説いたが、彼は個々の人間が独自の「自己」をもっているという考え方を採らなかった。私は〈不完全な存在者〉であって、神という〈完全な存在者〉の観念を生み出せるはずがない。しかも私の精神は、私が思考しているときにしか働かず、私は思考しているときにしか存在しないかのようである。「我思う、故に我あり」とは、思考に人間の本質を見る言明であると同時に、独立した自己の存在を否定する言明でもある。[28]

しかし、精神を神聖視しない考え方はすぐに登場した。ジョン・ロックは、『人間知性論』で、「不死なる魂」や「精神」という神が与えたものの表層に「意識 consciousness」という神聖ならざるものがあると考えた。[29] 人間が睡眠をはさんで、昨日とは別の服を着ても、昨日とは別の人間になるわけではないのは、さまざまな行為を同一の人格へと統合する「意識」があるからだ。[30] これは意識を自己という線を構成する点のようなものとみなし、これが集合してアイデンティティをつくりだすという発想と言える。

ロックのような発想によって、自己を観察や分析の対象とすることが可能となり、それによって病者の自己論が生まれる余地ができた。時間軸というもので考えれば、一本の時間軸に沿ってその時々の自己が並んでいる。そのうちのある時点の自己が異常をきたす。それまではずっと正常な自己が並んでいたのだから、その状態に戻すことが課題になる。

また、自己が階層構造をなしているという構図で考えれば、最深部から表層部までの階層のうち、最奥にはおそらく神によって与えられた魂があって、これはびくともしないはずなのだが、それより浅いところにあるものは異常を起こし得る。したがって、私が取り組むべきなのは、時間軸に沿って自分を整え直すか、あるいは自己意識の深層構造を深掘りして、そこにある異常を見いだして回復させることだろう。

心理学者のウィリアム・ジェームズは、自己を観察する主体である「Ｉ」と、観察される対象である「Ｍｅ」とを峻別した。[31]

ＩがＭｅを観察する。そこに問題があれば、ＩはＭｅを修復しなければならない。しかし、Ｍｅ

に問題があるときには、Ｉも揺らいでいるはずで、自分自身の修復は容易でないはずである。病いによって揺らぎ、破壊されたのは、ＩかＭｅかのいずれかというよりは、ＩとＭｅとが健康なときには保つことができていた一体性や一貫性だろう。健康なときには、私は自分を客観視することができ、自分のあり方に一定の秩序を見いだし、それなりに満足していた。ところが病いを得たいま、私は自分のあり方に不安を感じ、これでよいとは思えず、どうにか自分がかつて保っていた一貫性を取り戻したいと思っている。しかし、それは自分単独で行うには、あまりに難しく思えてしまう。

没我

このように、西洋思想の自己論では、自己の一貫性と自律性の回復を目指すことが病者の自己論の目標になる。

これに対して、東洋思想ではまったく異なった自己へのアプローチを続けてきた。それは、没我、すなわち、私という存在から離れ、私を相対化してとらえ、あるいは私を他の存在物と一体のものとしてとらえようとする発想である。

この考え方は、遠い古代インドから現代の日本に至るまで、驚くほど長い年月にわたって変わっていない。東洋思想の最古の源流とされる古代インドのバラモン教諸派の思想では、宇宙の根本原理であるブラフマン（梵）と、個体（自己）の本質であるアートマン（我）の二つが、この世界を構成しているという梵我二元論が成立していた。私という存在の本質はアートマンなのだが、これは他の誰でも同じものであり、私という存在が消失しても永久に残っていく。したがって、現実の存在としての私に固執することには意味がない。これは、西洋思想で、ロック以前の思想家たちが魂に自己存在の本質を見るとともに、それを神聖視して探究を棚上げにしてきた態度と似ているかもしれない。

紀元前五〇〇年頃からつくられたとされるウパニシャッドの文献では、アートマンとブラフマンは同一視され、宇宙も人間も同じ原理から発展した存在だとする「梵我一如」と呼ばれる一元論が生まれた。デカルトの心身二元論と違って、精神と身体とを峻別しない東洋思想の心身一元論は、このあたりに源流があるとされている[▼32]。

同じ紀元前五〇〇年頃に、バラモン教から分離してジャイナ教と仏教が生まれたが、これらの新しい宗教は、自己への執着を戒める思想を強化した。ジャイナ教は自己の心身に苦痛を与える苦行によって業を滅して解脱を求めるべきだと教え、仏教は私たちが経験する苦しみの原因を自己の抱く欲求への妄執である「渇愛、無明」にあると説き、それから離れることで平穏な悟りの境地である「涅槃」に至ることができると説いた。

この没我という一貫した方向性は、それから二千数百年を経た近代になり、西洋文化が激しく流れ込んだ日本においても、さほど変更されていない。

十九世紀末、圧倒的な成果を誇示する西洋の科学技術や医術を眼前にしたとき、日本がその典型例であったように、アジア諸国はそれらを導入することで近代化を成し遂げようとした。ヘルスケアに関しては、東洋医学に代わって西洋医学を正当な医学と見なし、それに合わせて医師などの専門職の教育と資格認定を始めた。文化的な側面でも、奔流となって流れ込む西洋思想によって文化的アイデンティティが動揺するなかで、人間、個人、社会、国家といったもの（これらの概念の多くが西洋語の翻訳である）に対する態度の再考を迫られた。

そのなかで東洋思想は軽視されもしたが、自らの社会的アイデンティティの根拠として再評価されもした。西田幾多郎のように東西の思潮に通じたこの時代の知識人は、その引き裂かれるような困難な課題に取り組んだが、没我という方向性においては不変であった。

西田は、当時の西洋世界で隆盛をみていた現象学やプラグマティズムといった毛色の異なる思想を広く眺めながら、禅仏教などの東洋思想とのつながりを探求し、「主客合一」「純粋経験」「行為的自己」「絶対矛盾的自己同一」といった概念を生みだした。ジェームズの「I」と「Me」の峻別すなわち主客分離に対して、西田は「主客未分」を唱えた。彼を有名にした「純粋経験」という概念は、「未だ主もなく客もない、知識とその対象とが全く合一している」[33]というものである。

こうした東洋思想の自己論で考えれば、病者の自己論はどのようなものとなるのだろうか。おそらく、病いを得た私は自分の一貫性の回復に躍起になる必要はなく、むしろ病いを得たことをきっかけにして、自分というものを少し距離をとったところから眺め、「空」とか「無」というような境地に至るようにつとめて、平穏さを回復するべきだ、ということになるのだろう。これならば自分にもできるかもしれないと思うのだが、どうしても分からないのは、私が抱えている病いは、私に属するものなのか、あるいは私とは別の存在なのかという素朴な疑問である。

たとえば、自分の身体のなかで次第に増殖している癌というものを、私はどうとらえればよいのだろうか。「悪性新生物」との呼び名があるように、私の一部に、別の生き物が生じて、私の栄養を使って大きくなり、やがては私を死に至らしめるこの病気を、私は自分の一部として受け入れるべきなのだろうか。

鬱病はさらに難しい。私には、この病気が自分の脳に生じた異常だということが分かっているが、その脳は私という意識を成立させてもいる。私は故障した自動車を客観的に眺めることができる一方で、私は故障した自動車そのものであり、運転手のように自動車から降りることはできないのだ。これこそ「主客未分」なのだろう。しかも、山や樹木を眺めているのとは違って、自分の内にある「鬱」というものに向き合っている私は、下手をすると自らの生命を絶ってしまいかねないほどに辛い。こんなふうに、「主客未分」の真っ只中で苦しんでいる私は、何を目指せばよいのだろうか。

3 ケアし、ケアされる〈私たち〉の物語論

〈ケアする私〉と〈ケアされる私〉

〈私の物語〉はケアする側とされる側とでかくも異なっている。本章の最後に、このように質の違う〈私の物語〉が出会う場としてのヘルスケアというものを考える。

〈ケアする私〉には、二つの類型があった。一つは、実在論に立脚した疾病観を抱き、病気は患者の認識にかかわらず確固として存在していると考え、医療従事者である自分はそれを正しく見いだして治療しなければならないという使命感を抱く〈治療する私〉であった。もう一つは、構築論に立脚し、医療者は医療者の見かたで、患者は患者の見かたで病気というものを眺めているのだと

いう疾病観を抱き、患者が何を必要としているかに気づき、応じようとすることを責務と見なし、共感を重要な能力ないしは義務と考え、究極的には患者と自分とのあいだに媒介するもののない状況が生じる可能性を思い描く〈応じようとする私〉である。

ここまでの説明で、医師は実在論的な疾病観を、看護師や臨床心理士は構築論的な疾病観を信奉しているかのように描いてしまった観がある。しかし、本質的には、どんな職種のケア者であっても、実在論と構築論のどちらをより強く指向するかによって疾病観のタイプが異なるのではないか、というのが筆者の仮説である。

医師のなかにも構築論的な指向性をもつ人はいる。そもそも本書のような「ナラティヴ」について書かれたものを手に取ろうとする人はそうかもしれないし、自分が病気になってはじめて患者の気持ちが分かったと言っている医師たちは、構築論に目覚めたのかもしれない。

看護師や臨床心理士が患者やクライエントの話を丁寧に聞かずに仕事をすることは考えにくいが、仮に患者のナラティヴに関心を向けず、必要な情報を収集して、それを自分たちの知識基盤に投入すれば、標準的な介入なり援助なりが行えるはずだと考えている人がいるならば、その人は実在論的な疾病観を抱いているはずである。

一方の〈ケアされる私〉は、通常は無数の患者の一人にすぎないことをわきまえながら、必要なときにはケア者に対して「私の文脈」で問題を考える助言者であることを望み、私の物語そのものが揺らいでいるときには、その回復に手を貸してほしいと考えている。そのような患者を前にして、ヘルスケアに従事する人が誠実な態度で臨もうとすれば、少なくとも自分たちが提供するヘルスケアには、二つのタイプのものがあるのだということを開示すべきである。すなわち、実在論と構築論に裏づけられたヘルスケアを、テーブルの上に並べて示すことである。

二つのヘルスケア

(1) 実在論的ヘルスケア

表1のように、実在論と構築論に裏づけられたヘルスケアは、個々の患者の健康上の問題を解決するという目的そのものは共有しつつも、その方法論を異にする。

実在論的ヘルスケアは、今日のエビデンス・ベイスト・メディスン(EBM)そのものと言えるかもしれない。ケア者は自分たちの知識体系のなかで、目の前にいる患者をとらえ、分析し、診断と治療を行う。その際に、患者からの情報収集、検査、医学文献などが主な情報源となる。

患者からの情報収集は、ナラティヴではなく、断片化された(分析にかけるのに必要な単位に切り分けられた)情報である。「私は、昨日、会社の同僚とゴルフをしていて、腰のあたりに突き上げるような痛みを覚えて倒れ込みました」という患者の話から、「痛みが始まったのは今から十二時間前である」「痛みの種類はマクギル式でいうboring(千枚通しで押し込まれるようなタイプ)である」という情報が切り取られる。ケア者の採用する方法は、そうやって患者から得た情報と、医学文献とを両睨みにして、適応性の高い治療を施行することである。

ここでのケア者の行動規範は、標準化されたケアの提供であり、その基盤となるのは、公平性という倫理原則である。すなわち、同じ状態(同じ疾患、同じステージ、同じ症状)の患者には、国内のどこであっても、どの医師が担当しても、原則として同質の治療が提供されるべきだという考え方である。

これを実現するためには、〈個々の患者の認識とは独立して、病気は確固として存在する〉という実在論的な疾病観こそが適している。患者の認識（主訴）には、病気の存在を反映する重要なヒントが隠されているが、それはケア者にとってあくまで手がかりにすぎない。ケア者はそれを読み解きながら、適切な検査と推論を行って、病気の正体を見きわめることができれば、最善の対処法が自ずと定まるはずである。

(2) 構築論的ヘルスケア

構築論的ヘルスケアとは、本書で「ナラティヴ・アプローチ」と呼んでいる、ヘルスケアのもう一つのあり方である。ケア者は患者を一個の知識体系と見なし、その視界のなかで問題をとらえなければならない。そのために、患者自身が問題

表1 二つの疾病観に基づくヘルスケア

構築論的ヘルスケア		実在論的ヘルスケア
個々の患者の健康上の問題解決	**目的**	個々の患者の健康上の問題解決
患者のナラティヴ、他の立場の人のナラティヴ	**情報源**	患者からの情報収集、検査、医学文献
文脈性（関係性、感情など）をともなった語り	**情報の形式**	分析のために断片化された情報
ナラティヴについての解釈、調停、介入	**方法**	医学文献に裏づけられた適応性の高い治療の施行
個別化されたケアの提供	**行動規範**	標準化されたケアの提供
公正性：評価主体は患者であるべき	**基盤となる倫理原則**	公平性：同じ状態の患者には同質の治療が提供されるべき
構築論：病気という事象を人間の認識とは独立して存在し得ないと考える	**基盤となる哲学**	実在論：病気という事象を人間の認識とは独立して存在すると考える

をどう経験しているかを把握したいのだが、主な情報源となるのは、患者のナラティヴと、他の立場の人、たとえば患者の家族や、他のケア者などのナラティヴである。

　ここでは、文字通りのナラティヴすなわち会話や筆記による「語り」のほかに、「表象」すなわち患者の経験を表し、反映しているもの――表情や顔色、しぐさ、習慣、行動なども、情報源となり得る。その解釈はあくまで患者の視界において行うべきなので、「私は、昨日、会社の同僚とゴルフをしていて、腰のあたりに突き上げるような痛みを覚えて倒れ込みました」という語りに登場する「同僚」とはどんな人たちなのか、患者との関係性はどのようなものなのか、患者はその人たちの前で倒れたときにどんな感情を抱いたか、といったことにも注意を払わなければならない。ケア者の採用する方法は、患者の視界のなかでの問題の解決を行うことであり、それには解釈、調停、介入という少なくとも三つの形式のナラティヴ・アプローチがあり得る。

　この場合の行動規範は、個別化されたケアの提供であり、その基盤となるのは、公正性という倫理原則である。これは、治療が有益であるか否かの評価を、ケア者ではなく、治療を受ける患者自身が行うべきだという考え方である。医学文献ではあまり推奨されていない選択肢であっても、最終的には患者の判断に委ねなければならない。もちろん、患者の権利が確立されつつある今日では、どんな場合でも患者の自己決定が尊重されつつあるが、構築論的ヘルスケアにおいては、そもそも〈問題は人々の認識によってつくられる〉という考え方をとっているのだから、患者の自律性はいっそう尊重されることになる。

　つまり、どんな疾患や障害であっても、個々の患者や、その周囲にいる家族などの人たちの認識によって問題のあり方は異なると考える。支援をしようとしている個々のケア者の認識によっても、問題のあり方は変わるだろうし、彼らを取り巻いている社会において、その疾患や障害がどのように受けとめられているかという集合的な認識によっても、問題のあり方は左右される。しかし、そういった異なる認識のせめぎ合いのなかで、原則としては患者本人が評価を行うべきだと考える。

ヘルスケアの三つの関心領域

実際には、実在論的ヘルスケアとしてのEBMが完全に主流なものとなっていて、構築論的ヘルスケアは空気のように存在しているにすぎないような状況がある。EBMは今日の医療の標準をつくるための基盤であり、あらゆる治療や介入について、エビデンスによる格付けがなされている。一方の構築論的ヘルスケアは、「ナラティヴ・アプローチ」とか「ナラティヴ・ベイスト・メディスン」といった言葉がようやく知られつつあるとしても、その多くの部分には、具体的な名前も与えられず、専門性も認めてもらえず、公式の教育もなされていない。その弊害として、少なくともケア者の関心や視界が狭められていると言えるように思う。このことは、ヘルスケアの問題解決の焦点がどこにあるのかを考えれば、容易に理解できるはずである。

そもそも患者が抱える健康上の問題は、①身体機能、②生活機能、③人生史という三つの関心領域にまたがって存在している。

①身体機能とは、分子、細胞、組織、臓器といった単位で行われる機能のことであり、腎臓で言えば、腎小体において、特定の物質を選択的に濾過・再吸収することで、不要な物質のみを排出する機能のことである。この機能に問題を生じているかどうかは、最近では分子のレベルで精密に

測定できる。

②生活機能とは、患者が自分の生活を営むうえでの機能のことであり、たとえば、「一人でトイレに行って排尿できる」「夜間にあまり頻繁に尿意を感じずに睡眠できる」ことである。この次元の機能に問題を生じているかは、機器を使って測定したり、患者にアンケート調査を行ったりすることで把握できる。

③人生史とは、誕生から死に至るまでの患者の人生の歴史であり、現在の時点から眺めると、これまで生きてきた「過去」と、これからの「未来」という二つの方向性をもっている。そこには進学、就職、結婚、出産、育児、離別、死といった主要な「ライフ・イベント」があり、職業などのキャリア・パスがあり、重要他者と呼ばれる人たちとの関係性がある。この次元には「機能」という味気ない言葉は似つかわしくなく、たとえば「影響」とか「満足」といった表現を使ったほうがよいかもしれない。腎臓に関連した問題が人生史の次元に影響をもたらすのは、「透析を受けるために通院することで、家族に相当な負担をかけるし、いっそのこと、透析など受けないほうがよいのではないか」と思い悩む人のようなケースである。この人は、身体機能や生活機能の改善を目的とする血液透析を受けることで、人生の行く末や、家族との関係が大きく変わってしまうことを憂慮している。

EBMを提供しようとするケア者にとって、医学文献によって最も豊富なエビデンスが蓄積されているのは、圧倒的に身体機能の領域であり、次いで生活機能の領域であろう。腎臓に関連したトピックスで医学文献データベースを検索すれば、おそらくそのような結果になるはずである。

これに対して、人生史の領域についていては、医学文献は多くの知見を蓄積してはいない。これは当然のことであって、身体機能、生活機能、人生史の順に問題が複雑になり、臨床研究を組み立てようとすれば、考慮すべき因子が増えて複雑なものになるからである。

腎小体で機能するタンパク質についての実験と、「排尿」や「尿意」をテーマにした実験とでは、実験系の複雑さがまったく異なる。前者では数名から得たタンパク質を解析すればよいかもしれないが、後者では一〇〇人とか一〇〇〇人規模の被験者を対象に、複雑な解析を行わなければならないだろう。透析によって就職や結婚にどのような影響があるかは、個々の患者の話を詳しく聞いて、心理的、社会的、文化的要因などについても考察する必要があるはずである。

こうして、①身体機能、②生活機能、③人生史というヘルスケアの三つの関心領域が、医学文献にエビデンスが蓄えられている順序で並び、なおかつ、医療従事者にとって関心の高い順序で並んでいるような状況になってしまっているのである。身体機能については大いに語れる医師が、生活機能については言葉が少なくなり、人生史については沈黙してしまう。

プライバシーの開示

構築論的ヘルスケアを実践しようとする場合には、医学文献ではなく、患者や家族などのナラティヴが情報源である。そのために、EBMの場合とは逆に①人生史、②生活機能、③身体機能の順序で情報としての価値が増す。なおかつ、患者から話が聞けた場合に、「深い話」が聞けたと言えるのも、この順序だろう。話す側の視点で考えれば、聞き手であるケア者を信頼していなければ話す気になれないのは、この順である。

身体機能については、あくまで患者である自分が感じ、理解している限りにおいての話であれば、むしろ積極的に話すことだろう。ただし、その場合に、患者は構築論的ヘルスケアを実践してもらおうというよりは、むしろ医師たちが正しくEBMを実践してくれるのに必要なのだからという認識で語るはずである。

生活機能については、夜中に頻繁に起きてトイレに行く、というような話題であり、プライバシーに踏み込むことになるので、場合によっては恥ずかしさやとまどいを伴うかもしれない。

人生史の領域の話は、患者のアイデンティティの根幹に触れるような深い話になり得る。話す側にしてみれば、「頻尿のせいで再婚相手と別れることになった」とか、「死を前にして、子どものように恐れおののいている」などと、まるで自分を丸裸にしてさらけ出すようなことを話すのだから、信頼できる相手にしか話したくない。あるいは、信頼できる相手であっても、安全な対話の場が設定されるのでなければ、容易に話そうとは思わないだろう。少なくとも、こちらの話を関心をもって聞いてもらえて、よほどのことがない限りは反論や批判を受けずにすみ、自分が望まない相手に他言されず、総じて自分の話が大切に扱われる、というような条件が整わないと話せないかもしれない。

このように、プライバシーの開示という視点で考えると、構築論的ヘルスケアを実践することは、ケア者の側に、それなりの覚悟を要するものかもしれない。コロンビア大学にナラティヴ・メディスンの大学院プログラムを開設し、世界の構築論的ヘルスケアを牽引している一人といえるリタ・シャロンは、患者の前から「逃げ出さずにいられる能力」[34]が要ると主張した。

対話を苦手にするタイプの医療従事者にとっては、たえず刷新される医学文献を読み続け、エビデンスの最新の状況に触れている必要があるにせよ、ＥＢＭを実践しているだけのほうがよほど気が楽かもしれない。しかし、目の前にいる患者にとっては、身体機能の不調そのものだけでなく、それによって生活機能に支障が生じることも大きな問題であり、さらには人生史という次元での問題を起こしているならば、とりわけ深刻な状況である。

ＥＢＭのような実在論的ヘルスケアの照明は、身体機能を明るく照らし、生活機能についてもそれなりに照らし出してくれるが、人生史の領域にはほとんど光が届かない。ケア者としては、そこまでは視界に入れないことにしてしまうか、あるいは向こう側からの明かりとして、構築論的ヘルスケアであるナラティヴ・アプローチの照明をつけにいくかの選択を迫られる。

当然ながら、倫理的に誠実な態度は後者のほうだろう。しかし、この次元での文献はまだまだ少なく、ナラティヴ・アプローチの効用性について、確率統計論のレベルで論じることは十分にできない。それでも、すでに多様な試みがなされていることだけは確かである。

以下の章では、ヘルスケアの現場で実際に行われているナラティヴ・アプローチを見ていく。

第4章

他者のナラティヴを読む

解釈的ナラティヴ・アプローチ

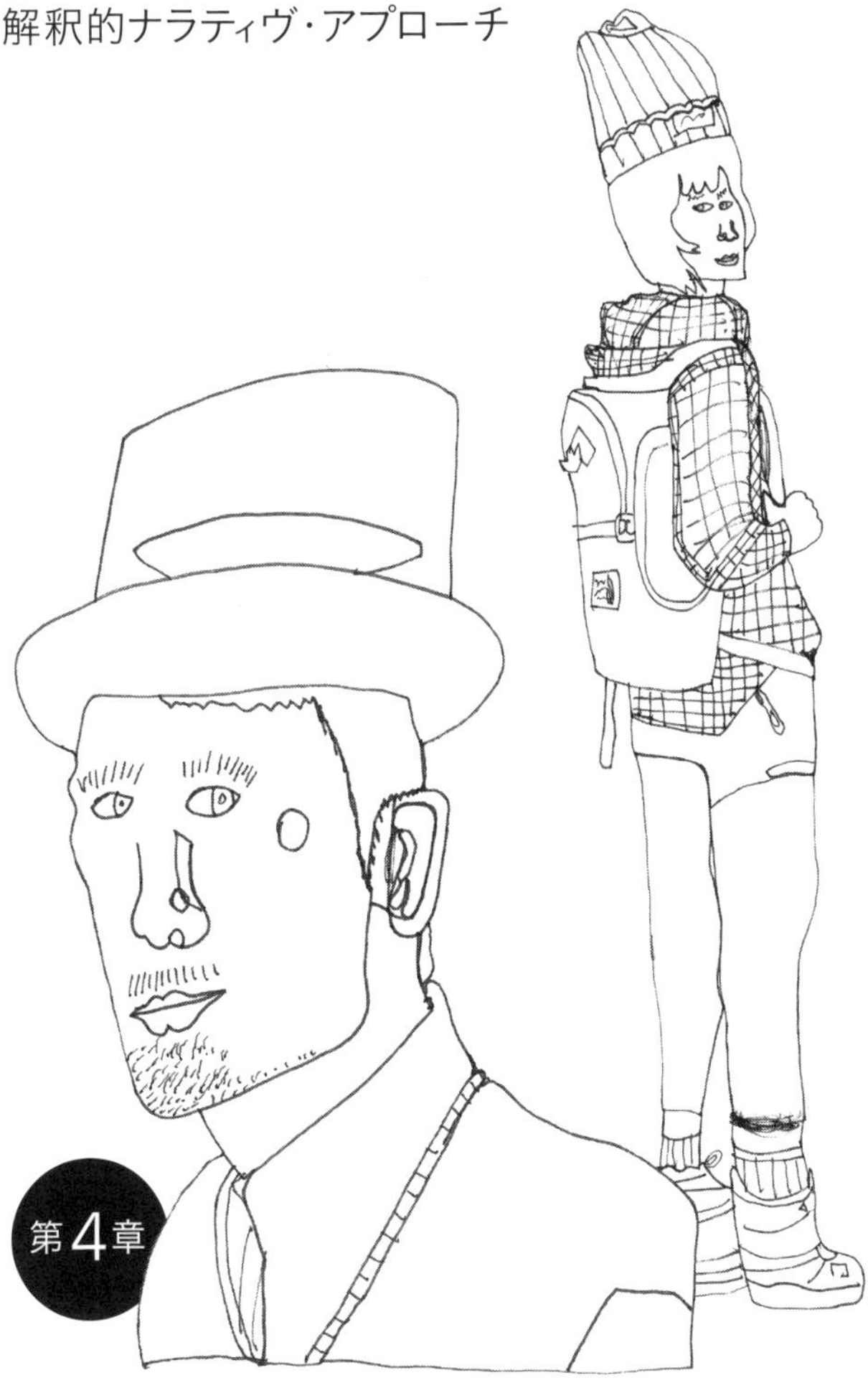

1　医療制度の入口で

医学的ナラティヴ

前の章で考えたように、ヘルスケアの三つの関心領域によって、医師などの医療従事者が専門家として有している知識の量は大きく異なる。

まず身体機能の領域については、医師こそはその専門家であり、明らかに患者よりもよく知っている。生活機能の領域については、個別の状況は患者に確認するしかないが、疾病がもたらす影響についての一般論は、医師のほうが医学文献や他の患者たちの状況を通じて知識を有している。しかし、患者の人生史については、医師はいかなる意味でも専門家とは言えず、患者だけが知る領域である。だから、生活機能の個別的情報と、人生史についての知識を得ようとすれば、医師は患者から話を聞くしかない。

これは、今日の医療システムのなかで圧倒的な地位を占めている標準化を指向する実在論的ヘルスケアとしてのエビデンス・ベイスト・メディスン（EBM）の限界をわきまえれば、ケア者が必然的に行わざるを得ない対話である。患者が五感を通して経験していることを、ケア者である自分が同じように感じることはできないのだから、患者の語りを丁寧に聞いて、その内容から、患者が抱えている問題を読み取っていくほかはない。これが解釈というナラティヴ・アプローチである。

しかし、患者の話を聞くというのは、医師が普通に行っている「問診」のことではないかと、思われるかもしれない。問診とナラティヴ・アプローチとの違いは、ケア者と患者のどちらの側に身を置いて理解するかにある。

問診は「問うこと」による診察であり、その視点は当然ながら医師などケア者の側に置かれる。患者から自覚症状を聞き、生活習慣や仕事のこと、家族の病歴などを聞き、それらの情報を医学的な知識体系のなかで評価しながら診断をくだす。したがって、患者の問題を医学的に説明する物語、つまり医学的ナラティヴをつくるための作業が問診だと言えるかもしれない。

このプロセスは、臨床研究のエビデンスにもとづいて標準化されたものになっている。最近では、診察から診断までの一連のプロセスを「臨床推論 clinical reasoning」と呼ぶことが増えてきたようだが、この言葉には、標準化を指向する特徴がよく表れている。

「推論」とは、合理的な理由 reason を付すことで仮説を論証するという意味の言葉である。理由を付ければどんな理屈も通るというわけではなく、論理的な妥当性がなければならない。前提となる知識が共有されていて、そこに必要な条件を正しく投入すれば、誰がやっても同じ結論を導くことができるはずである。

ここで言う「前提となる知識」とは診断基準のことであり、「条件の投入」とは個々の患者から得られる各種の所見や検査結果である。これらによって導かれる「結論」とは、まさしく診断のことである。つまり、必要な情報を収集し、的確に判断を行えば、一定の「正解」にたどり着くことができるはずで、そこにたどり着けなかった場合は「誤診」になる。そのような事態が生じないように、臨床推論を正しく行うための治療指針やガイドラインがつくられる。これらは、条件によって複数の選択肢から適切なものを選んでいくフローチャート式のものであり、適否を見きわめる作業は「解釈」ではなく「鑑別」等と呼ばれる。臨床推論は、まさしく正しい医学的ナラティヴをつくるための作業である。

これに対して、解釈というナラティヴ・アプローチは、構築論の視点を採用し、ケア者の視点ではなく、患者の視点での病像を理解するためのものである。

ハーバード大学の医療人類学・精神医学の教授で、本書でしばしば触れているリタ・シャロンとともに、医師の立場でナラティヴ・アプローチを基礎づけた立役者の一人と言えるアーサー・クラインマンは、医学的な視点でとらえた病像を「疾患disease」と呼び、患者の視点でとらえた病像、すなわち患者自身が五感で経験し、その意味を自分なりにとらえているものを「病いillness」と呼んで区別することを提案した。これに従えば、臨床推論は疾患を理解する実践であり、解釈的ナラティヴ・アプローチは病いを理解する実践であると言えるかもしれない。

この二つの実践の違いは大きい。疾患をとらえるための問診や臨床推論では、医師によって結論が違ってよいとは見なされない。しかし、病いをとらえるための対話実践では、患者という他者が経験しているものを、他人であるケア者が理解しようとすることなのだから、解釈者による違いが生じるのはやむを得ないと考えなければならない。

医学部に入学したときから、医師としてのキャリアを重ねる過程の全般にわたって、正しい答えがあるという実在論の空気を深く吸収してきた医師にとって、人によって理解の仕方が違ってもよいという不確かなものを受け入れてよいのかと、疑問を感じることだろう。この疑問は、第二章で歴史修正主義を例に触れた、相対主義と独断に対する懸念と言ってよい。

ヘルスケアにおける相対主義とは、評価の決め手となる基準がないために、解釈の正誤や優劣を判定できず、「何でもあり」の混乱を生じることである。独断は、評価者が確固たる根拠なく自らの判断で他者についての解釈を決めてしまうことである。しかし、このいずれも、ヘルスケアの領域では、対話の安全性を確保して行われる限り、特段に大きなリスクをもたないというのが、ナラティヴ・アプローチを行っている臨床家や、それを眺めている研究者などの、ほぼ一致した見解である。

ヘルスケアのなかで行われているさまざまな実践、すなわち、検査、投薬、手術、看護、介護、各種の療法などと比べて、対話は特段にリスクが高いわけではなく、安全性の確保は、さほど困難を伴わずに実現できることが多い。ただし、言葉の使い方や、話を聞く態度は、場合によっては人を深く傷つける刃物のようになることや、場合によっては暴力を誘発することは誰もが知っている。薬やメスの場合とは異なる配慮が必要なことも、また確かであろう。

ヘルスケアの「入口」で患者が行っている「解釈」

解釈的ナラティヴ・アプローチを考えるにあたって、ケア者の前に現れるまでの段階で、患者が自分の抱える「病い」についての解釈を行っているということを理解しておく必要がある。そもそも、問題を抱えた患者がやってこなければ、ケア者の仕事は始まらない。ヘルスケアの「入口」に立つ前の段階で、患者が自分の抱える問題についての解釈をほぼ独力で行っているのである。これが日本のヘルスケアの見えざる第一段階になっている。

まず、何かのきっかけで、患者は自分の身体や心に問題があることに気づく。何となく身体がだるいとか、どこかが痛むというように、本人が気づくこともあれば、特に自覚症状はないのに健康診断や人間ドックで問題を指摘される場合もある。前者は「自覚」、後者は「他覚」である。

　後者の場合は、身体のどこに問題があるのかについて、プロの医療従事者が一定の見通しをつけたうえで、受診すべき診療科を教えてくれる。これに対して、前者の場合は、まずは自分のどこがおかしいかについて、患者自身があたりをつけなければならない。患者には医師たちのような知識もなければ、診断のための指針もない。自分の身に起こっていることであるにもかかわらず、その理解の仕方は人によって千差万別で、まさしく「解釈」という言葉が相応しい。

　最近では、誰もがまずインターネットなどで情報を調べて、あたりをつけようとするだろう。たとえば、これまで経験したことがないほどの疲労感を感じた患者が、「疲労」というキーワードで検索する。すぐに一億件を超えるサイトがヒットする。最初のほうに出ているのは、健康食品の広告とおぼしきサイト、厚生労働省の疲労度チェックのサイト、自治体や医療機関による解説サイト、それに、どんな組織なのかが容易に分からない団体が開設しているサイトなどである。こうした玉石混淆の情報源のなかから、自分の症状にあてはまりそうなものを見いだしていく。そして考える。

「さて、俺は何科を受ければよいのだろうか」

　医療機関は「診療科」を掲げている。これを医療従事者は「標榜」と呼ぶが、厚生労働省などは「広告」と呼ぶ。言葉の響きはだいぶ異なるが、いずれにしても医療機関にとっては自分たちの業務内容を世間に知らしめるものとなり、患者にとっては医療機関を選ぶ目印となる。

　二〇〇八年に、医療機関が広告できる診療科名についての規制緩和が行われ、[▼1]以下が単独で使うことのできる診療科名とされるようになった。内科、外科、精神科、アレルギー科、リウマチ科、小児科、皮膚科、泌尿器科、産婦人科（または産科、婦人科）、眼科、耳鼻いんこう科、リハビリテーション科、放射線科（または放射線治療科、放射線診断科）、救急科、病理診断科、臨床検査科。これらに、（a）身体や臓器の名称、（b）患者の年齢や性別等の特性、（c）診療方法の名称、（d）患者の症状や疾患の名称を組み合わせて使うこともできる。つまり、「呼吸器内科」「老人外科」「人工透析小児科」「腫瘍放射線科」「糖尿病・代謝内科」のように、幅広い組み合わせの診療科名が標榜可能である[2]。

この規制緩和は、患者への情報提供を推進する目的で行われたものであり、多様な診療科名が示されることで、医療機関を選ぶための情報量が増えたと言えるかもしれない。その一方で、異常を感じているのが特定の部位（皮膚や泌尿器など）だとはっきり分からない場合や、どんな治療方法が適しているのか（内科なのか外科なのか）の見当がつかない場合には、患者にとってどの診療科を受診すればよいのかが分からないことには変わりがない。

プライマリ・ケアの不在

こうして、医療機関が掲げる診療科名のなかから適切なものを見つけるべく、患者は自分に起こっている何らかの異常を自分なりに解釈しなければならない。これが、プライマリ・ケアの不在という、だいぶ前から指摘され続けている日本の医療制度の課題である。

欧米では「総合診療医 general practitioner」とか「家庭医 family doctor」と呼ばれる人たちがいて、患者の病気とその対処法についての見立てをするしくみになっている。このような、医療システムへのファースト・コンタクトの段階でなされるケアをプライマリ・ケアと呼ぶ。患者が心身の不調を感じたときに、まずはプライマリ・ケアを行う医療従事者に会う[3]。日本でのように、診療科の選択に悩む必要はない。そこにいる医療従事者は、患者の訴えを丁寧に聞きとり、基本的な検査を行って、治療の先行きを見きわめる。専門的治療が必要であれば、それを提供する医療機関につなぎ、それ以外のものは自分のクリニックで解決する。

プライマリ・ケアが入口になっている医療システムの場合は、ここがナラティヴ・アプローチの主要な現場となっている。日本でプライマリ・ケア制度の拡充を求める人たちがしばしば言及する、米国科学アカデミーによるプライマリ・ケアの定義では、近接性、包括性、協調性、継続性、責任性という五つの概念が、プライマリ・ケアの原則として示されている[4]。

「近接性」とは、地理的に近いというだけの意味ではなく、経済的、時間的、精神的な意味でも「利用しやすい accessible」という意味である。

「包括性」は、予防から治療、リハビリテーションまで包括した支援を行うこと、小児から高齢者に至るすべての患者を対象にすること、高度な専門性を必ずしも要しない疾患 common disease を主な標的として専門科を横断する対応を行うということ、などの意味をもっている。

「継続性」は、病気にかかったときだけでなく、健康な状態でも関与し、外来から病棟へ、病棟から外来へと連携のとれた支援を行うことを意味している。

「責任性 accountability」は、しばしば「説明責任」とも訳される概念で、患者への説明を丁寧に行うという通常の意味のほかに、社会に対して説明責任をもつという意味を含む。

このような理念によってプライマリ・ケアを実践しようとすれば、患者の問題を広い視界でとらえることが必要となるはずである。「包括性」や「継続性」は、患者の身体機能だけでなく、生活機能や、場合によっては人生史の領域にも関心を向けることをケア者にうながす概念と言えるだろう。

これに対して、日本の制度では、医療システムに入ろうとする患者の前に、専門化された診療科名を掲げたいくつもの入口が並んでいる。患者は、そのなかから自らが解釈した自分の問題との適合性により、最適な入口を選ばなければならない。患者を迎える医師たちは、それなりに幅広い視界のなかで問題の所在をとらえようとはするだろうが、自らの専門性を超えた視界はもちにくく、患者からの情報収集も、専門領域が対象とする身体機能に関連するものに限定されがちになる。

日本には「かかりつけ医」という言葉があるが、少なくとも現行の制度では、かかりつけ医をプライマリ・ケアと呼ぶことはできない。その理由は、少なくとも患者の側からは、かかりつけ医が専門的な診療科名を掲げる医療機関にしか見えない点にある。かかりつけ医になる医療機関も、前述したリストにある診療科名を標榜しなければならないが、ここには「一般診療科」とか「家庭医学科」というような診療科名はない。日本の医療現場でプライマリ・ケアを行おうとしている人たちがつくっている日本プライマリ・ケア連合学会は、「家庭医療専門医」の認定を行っていて、これを標榜可能な専門医として認めるように国に求めているが、いまのところ実現していない。

亀田総合病院で二十年以上にわたって在宅医療に携わってきた小野沢滋は、日本のかかりつけ医の実情に苦言を呈している。彼によれば、家庭医や在宅医を開業する前に、一年から数年かけて研修を受け、小児科、内科、産婦人科の外来診療をはじめ、眼科や耳鼻科など一通りのプライマリ・ケアと、在宅医療や緩和医療など終末期医療、さらには禁煙指導や予防接種、周辺住民への健康レクチャーの方法などを学ぶことが望ましい。しかし、実際にそのような研修を受けるのは、一部の心ある医師でしかないという。彼はこう述べる。

日本の「かかりつけ医」は場合によっては、患者さん一人一人の心のなかにいるだけなのです。「私のかかりつけ医はこの先生だ」と思っていても、医師はそう思っておらず、知識と技量をもっていない可能性が少なからずあるのです。[5]

どの領域の専門医でも、初見の患者に対して、プライマリ・ケア医と同じように、「今日はどうされましたか」と聞く。しかし、そこで自分の専門領域とかけ離れた訴えをされても困ってしまう。患者の生活機能や人生史の領域はケア者の視界に入りにくく、身体機能に限定された対話になりがちになる。このように、医療制度の入口でなされる対話という、かなり重要なところに課題を抱えているのが、日本の医療制度だと言わざるを得ないのである。

2 急性疾患の臨床現場で

外科にナラティヴ・アプローチは不要か

プライマリ・ケアの不備という課題があることをいったん棚に上げて、日本の医療現場での解釈的ナラティヴ・アプローチの実態を見ていこう。ただし、何度も言うように、そうした実践は、空気のように明確な形をもっておらず、日常のケア実践のなかに紛れていて、名前さえも与えられていない。ケア者たちの実践報告などのなかから、それを見つけだす必要がある。

まずは、ナラティヴ・アプローチに対する関心があまり高くなさそうな領域に目を向ける。すなわち、身体機能、生活機能、人生史という、ヘルスケアの三つの関心領域のうち、ケア者の関心がもっぱら身体機能に注がれるような現場である。

おそらく、その最たるものは救急医療の現場であろう。患者の生命の危機を脱すること、すなわち身体機能の回復に全力が注がれ、ふだんの生活の様子や、どんな人生を歩んできたのかに関心を向ける余裕がない。「患者のナラティヴ」を傾聴するような時間もとれず、そもそも患者の意識がないために、話を聞くこと自体が物理的に不可能なことも多い。

そこまで切迫した現場でなくても、「急性acute」という形容詞がつくような疾患や症状を扱う領域では、ケア者の関心は、当座の問題である身体機能の回復に焦点が絞られることが通例だろう。出血を止める、アナフィラキシーショックを脱する、消化管の穿孔をふさぐ。大雑把に言うならば、内科系の診療科よりも外科系のほうが、身体機能に関心の焦点が絞られるのかもしれない。根拠は曖昧だが、外科医のパーソナリティは、即断即決型で、体育会系で、サバサバしている、などと言われたりもする。外科医に男性が多いことは確かで[6]、男性は女性よりも人の話を聞くのが苦手だという俗説もあるくらいなのだから、外科医は、患者の物語を傾聴するのが苦手な医師が多いのかもしれない。

医療のなかでのナラティヴ・アプローチについて最初に書かれた本の一つである『ナラティヴ・

ベイスト・メディスン』で、外科領域についての章を執筆したリーズ大学婦人科学教授のジェームズ・ドライフは、ナラティヴに対する外科医の関心が低いことをユーモアを交えて描いている。[7]彼に言わせれば、外科は「技術を売る商売」で、他人の話を聞くよりも、「自分の結紮がいかにすばらしいかを延々と他人に話してやまない」ような人のほうが向いている。それをよく表すものとして紹介しているのが、アーチボルト・クローニンの小説『フィンレー医師の症例録』の一場面である。

フィンレーは、高名な外科医の助手になりたくて、採用面接を受ける。志願理由を聞かれて、「先生はあのかわいそうな女性の命を救いました。ぼくもそういうことをしたいんです」と答える。すると面接官は、「そんなに人に共感できるなら、むしろ君は総合診療医に向いているよ」と言って、フィンレーを不採用にしてしまう。

ドライフは、外科医も患者の話を傾聴すべきだと主張しているのだが、フィンレー医師のエピソードを含めた、外科医の非ナラティヴ的な描写のほうがむしろ強烈な印象を与える。

これに対して、ワシントン大学の整形外科医のセス・レオポルドが、自身が編集長をつとめる『臨床整形外科学研究』誌に書いた最近の論考は、外科医にとってナラティヴ・アプローチが重要である理由を、多くの外科医が納得するように説明しているように思える。

レオポルドは、共感とか思いやりのようなものを示すためではなく、外科医の通常の仕事、すなわち臨床上の意思決定を適切に行うためにこそ、ナラティヴ・アプローチが必要だと主張する。[8]症状だけに目を向けるのではなく、患者がふだん何をしている人なのか——トライアスロン競技者なのか、港湾労働者なのか、芸術家なのか——を知ることで、これから何ができ、何ができなくなるのかをイメージすることができ、それにもとづいて治療計画を考えることができる。

言い換えれば、身体機能の課題解決（関節の可動化など）をすればよいのではなく、生活機能のうえで支障をきたしている課題を解決すること（歩けるとか、ものを担げるとか）も重要であり、患者中心の医療という意味では、むしろそのほうが患者に貢献できるはずだと言うのである。

このような考え方は、実在論的ヘルスケアの範疇で理解することができる。治療目標の設定を、身体機能の改善という狭い視界ではなく、患者の生活機能の改善という広い視界のなかで行うべきで、そのために患者から生活に関する話をしっかり聴取すべきだという考え方は、外科医や、急性疾患を扱う現場の医師にとっても、何ら疑問を感じるものではないだろう。ケア者が患者に対して、「どんなお仕事をなさっているのですか」とか、「どんな動作をされることが多いですか」などと尋ねるところから、生活機能への視界が切り拓かれるのである。

「死という人生史」に触れる瞬間

このように、身体機能のみでなく生活機能にも関心を向け、それを正しく把握するために、患者の話を聴くことが重要だという考え方は、急性疾患の医療ケアの現場でも、それなりに受け入れられているようだ。では、もう一つ残されているヘルスケアの関心領域である人生史についてはどうだろうか。その患者がどんな人生を歩んできたのか、これからどう生きていこうとしているのか、というような話を、急性疾患の患者に対する医療ケアのどこかの段階で聴きとるべきなのだろうか。

これについては、形式的な議論としては次のように言えるかもしれない。急性疾患の治療では、比較的短時間のうちに一つの帰結に至る。その帰結とは、根治、寛解、患者の死のいずれかである。根治であれば、その時点で治療は完結する。寛解であれば、今後の経過によって再度の医療ケアが必要となるだろうが、目下の治療は一応は終了する。かくして、急性疾患における根治と寛解では、患者の人生史の次元にほとんど触れないままに関わりが終わることも多い。

しかし、患者の死という帰結をみるケースでは、そこにあるのは、患者とその家族などにとって最も重要な人生史の局面である。ケア者はそれに立ち会い、場合によっては死を宣告する役割さえ任せられる。そのような瞬間は、あらかじめ予想されることもあれば、不意にやってくることもある。

次に示すのは、見事な臨床推論の末に、死という帰結が訪れた事例である。実例[9]にもとづいてはいるが、著作者の許可を得て改変し、架空の話になっている。

＊＊＊

八十代の女性患者が、「慢性閉塞性肺疾患（ＣＯＰＤ）の増悪」として搬送されてきた。しかし、医師はＣＯＰＤよりも、心臓の僧帽弁および三尖弁閉鎖不全症のほうが重要だと見た。患者は胸痛を訴えており、胸部Ｘ線検査で心肥大が見いだされ、ＢＮＰ（脳性ナトリウム利尿ペプチド）も高値だった。医師はこの時点で「うっ血性心不全」と診断した。血液検査の結果、白血球数が増加し、ディフィシル菌毒素検査が陽性だった。抗原虫薬のメトロニダゾール、抗生物質のバンコマイシンを投与した。

その日の夜、看護師から、便が黒いとの情報が入り、便潜血検査を行った。白血球数の増加は続き、患者は再び胸痛を訴えた。心筋逸脱酵素の検査は陰性で、心電図に特段の変化もなかった。便潜血検査の結果は陽性であり、医師は上部消化管出血を疑い、胃酸分泌を抑えるプロトンポンプ阻害薬の静脈注射を開始した。

翌日になると、白血球数はさらに増加し、急性腎不全も進んできた。ところが患者はニコニコして、特に痛みなどを感じていない様子である。しかし、身体所見をとると、びまん性の圧痛があり、軽度の腹壁反跳痛も認められた。医師はディフィシル菌による中毒性巨大結腸症の可能性を考え、腹部骨盤CT検査をオーダーした。午後遅くに、放射線科医から、十二指腸からの造影剤漏出と、空気が腹腔に漏れ出すフリーエアが認められるとの連絡が入り、すぐに経口摂取を禁じ、抗生物質のシプロフロキサシンとバンコマイシンの静注を開始、プロトンポンプ阻害薬を持続静注に変更した。この時点で、医師は「消化性潰瘍に伴う十二指腸穿孔、それによる急性腹膜炎」と診断し、外科医に緊急手術を念頭にコンサルテーションを依頼した。患者がときおり訴えた胸痛は、十二指腸穿孔によるものと考えられた。しかし、患者はニコニコして「痛みはないです」と言い、バイタルも安定しており、発熱もない。ただ、びまん性の圧痛は認められ、朝より若干悪化したように思えた。

患者は手術室に送られた。重度の僧帽弁および三尖弁閉鎖不全症のため、外科医には術後のICU管理を勧めておいた。

手術後、いったんは改善したように思われたが、抜管数日後に再挿管となった。重度の僧帽弁閉鎖不全症に加え、重度の心筋症も発症し、心エコーでの測定で左室駆出率（LVEF）は三五％しかない状態となった。医師は、集中治療医とともに、でき得る限りのICU管理を行ったが、心不全を改善することはできなかった。

医師から見て、患者とその家族とは、初期の診断からの経緯のなかで信頼関係ができているように思えた。医師はホスピスケアを受けるように勧め、患者と家族もそれを選択した。一週間後に患者は死亡した。

＊＊＊

筆者には、この臨床推論を医学的見地から評価する能力はないが、この症例が非常に複雑なものであるということ、初見の時点では、呼吸器系、循環器系、消化器系のいずれの問題が生じているのかさえ判然とせず、鑑別すべき問題が複層的に重なっていたこと、推論を進めていくうえで判断を誤りかねない分岐点がいくつもあったこと、それらをごく限られた時間のなかで見きわめて、十二指腸穿孔という重大な問題を発見することができたということは理解できる。医学的ナラティヴとしての臨床推論が、複雑なアルゴリズムをたどりながらも、一本の明瞭な描線でつながっている。

その一方で、この医学的ナラティヴのところどころに、この医師や周囲のスタッフが行ったであろうナラティヴ・アプローチの痕跡が見え隠れしていることもまた、読み取れるように思う。白血球数が増加し、急性腎不全が進んでも、十二指腸穿孔が生じても、患者は「ニコニコ」していたという描写、患者が死亡するに至るが、「患者の家族とは、初期の診断段階とその後の経過とで、信頼関係ができあがっていた」と評している箇所などである。

医師や他のスタッフは、患者や家族と良好な関係をつくることができていて、ベストを尽くしてくれたと受けとめられている。残念ながら患者は死亡したのだが、その原因はもともと抱えていた心臓の問題によるものであり、かといって十二指腸の手術をしないわけにはいかなかったことを理解してもらえているはずである。望まなかった結果になったにもかかわらず、患者も家族も、この医師を悪く思ってはいない。

なぜそうなったのかと言えば、患者や家族と「信頼関係」を築けたからだと、多くのケア者が考えるだろう。もしそうだとすれば、わずか数日間の関わりのなかで、一回一回の対話に費やされた時間もせいぜい十分とか二十分というようなものであるはずなのに、どうして信頼関係が築けたのだろうか。この医師たちのパーソナリティなのか、あるいはコミュニケーション技術なのだろうか。

そういったものはいずれも欠かせないものだろうが、本質的に重要なのは、患者の側の視点に立とうとする態度であり、患者の人生史にも関心を向け、敬意を払おうとする態度であろう。

言葉の使い方や、相づちの打ち方、あるいはお辞儀の仕方や微笑みといった、対話のマナーとされる要素はいくつもある。しかし、ケア者がそれらを表面的に取り繕っているのであれば、患者やその家族は、それを敏感に見抜くだろう。なぜなら、彼らにとって、そこにいるケア者たちは、人生史のなかの最重要な局面に立ち会っている、きわめて特別な存在だからである。その人たちがどんな態度で自分たちの前に立っているのかは、生涯忘れられない記憶のなかに組み入れられるのである。

3 慢性疾患の臨床現場で

疫学的ナラティヴ

もっと長い時間をかけて考えることができる現場ならばどうだろうか。たとえば、医療との関わりが長く続く病気、すなわち「慢性疾患」を抱える患者へのケアを行う現場では、ケア者の関心は身体機能に限定されることは少ないはずである。なぜなら、身体機能の次元での問題解決は、いくら望んだとしても実現できない目標なのだから。

「慢性」とは「時間」を意味するchronicの訳語で、時間がかかる病気や症状の形容に、あまり厳密な定義もなく広く使われてきた[10]。最近では「生活習慣病」など、他の言葉で呼ばれることもあるが、最も重要なのは、これらの疾患が根本的には治らないということである。しかも、これらの疾患は、現代人が罹患している病気のうちの相当な割合を占めている。厚生労働省によれば、「生活習慣病」とされる癌、心疾患、脳血管疾患、糖尿病、高血圧性疾患などは、死亡原因では六割、医療費では三割を占めるという[11]。

慢性疾患について医師たちが語る医学的ナラティヴは、前に見た急性疾患の症例のような、一本の描線で起承転結が結ばれるようなものにはなりにくい。慢性疾患はきわめて多様なものであるが、多くの場合、原因は一つではなく複合的なものであり、しかもそれらが長い時間軸の上に散らばっている。最初の原因が生じて、だいぶたってから第二第三の原因が生じ、その累積によって発症するというようなことも多い。

癌が一つの典型である。何らかの原因で特定の遺伝子に異常が生じて発症に至るのだが、遺伝子に異常が生じる原因もさまざまで、紫外線や放射線を受けて突然変異が生じるケースもあれば、細胞分裂が繰り返されるなかで遺伝子が何度も複製されるうちに、写し間違いが起こることもある。それらの多くは不可逆的な変化をもたらし、元に戻らない。もっと重要なことは、原因がいくつかあることが分かっていても、ある患者のケースがそのなかのどれに当てはまるのかを特定することが難しいということである。ある癌患者の遺伝子の変化の原因は、細胞のなかで生じた変化の様子を時間を遡って調べるようなことをしなければ分からない。

だから、慢性疾患の医学的ナラティヴは、確定的な物言いが難しく、統計学の語彙を借りた疫学的なものとならざるを得ない。あなたの癌は、Aという原因で生じた可能性が三〇%で、Bの可能性が五%です、というように。

たとえば、子宮頸癌の患者の血液を調べて、ヒトパピローマウイルスの遺伝子が検出されたとする。これによって、医師は、「あなたはヒトパピローマウイルスに感染しています」と確定的に言うことはできる。しかし、「このウィルスが、あなたの癌の一つの原因です」と断言することはできない。

「私はそのウイルスにかかったせいで、癌になったのですか」と患者から問い返されたら、医師は次のような言い方で答えるほかはない。

「子宮頸癌の患者さんの九〇%以上から、このウイルスが検出されています」

患者からすれば、このような回答は、はぐらかされているようなもの、あるいは、「ご飯論法」

のような論点のすり替えに響くかもしれない。「ご飯を食べましたか」と聞かれた人が、実際にはパンを食べたにもかかわらず、「ご飯は食べていません」と答えるのがご飯論法である[12]。これは、都合の悪いことを言いたくないときに、言葉のカテゴリーを広げたり縮めたりすることでごまかそうという一種の修辞学的なテクニックである。質問した人は、「ご飯」という言葉を「食事一般」という広いカテゴリーで使っているのに、答える人はそれを「米飯」という狭いカテゴリーに縮めている。嘘をついているわけではないのだが、カテゴリーの変換をひそかに行っているという点で、潔くない言い逃れと批判され得る。

もちろん、医師は言い逃れをしているわけではなく、エビデンスにもとづいて言えるのは、「癌患者の集団」についての話でしかなく、個々の患者に特化した話ではないのである。医学的ナラティヴが疫学的なものであるのに対して、患者はあくまで「私の病気についての話」が聞きたいために、噛み合った対話にならない。

また、患者が、「そのウイルスに、どうやって感染するんでしょうか」と尋ねてきた場合、医師が言えるのは、次のようなことである。

「ヒトパピローマウイルスは、主に性交渉によって感染するとされています」

医師はあくまで疫学的ナラティヴ、すなわち「子宮頸癌の患者集団についての話」を語っているのだが、患者はこれを「私についての話」として受けとめる。つまり、「あなたはきっと、無防備な性交渉をして、ウイルスに感染したに違いない」と言われたような気持ちになる。

「性交渉経験のある女性のおよそ八〇%が、五〇歳までにこのウイルスに感染すると言われています。男性は感染しても無症状のことも多く、自分がヒトパピローマウイルスに感染していることを知らないままにパートナーにうつしてしまうことも多いようです」

医師がそのように特に他意もなく疫学的ナラティヴを述べ続けた場合、患者にはその一つ一つが自分の生活史に土足で踏み込んでくるものに響くかもしれない。性的行動が活発な人ほど、またコンドームなどで感染や妊娠の予防をしない人ほど、感染リスクが高いだろうということは、医療の専門家でなくとも容易にわかる。それが暗黙の了解になっているために、患者は医師の疫学的ナラティヴを、自分の性生活を咎《とが》めだてる話として聞いてしまう。

疫学的ナラティヴは、本質的には一人一人の患者についての「個別の話」についてはほとんど何も語っていないのに、患者の側はそれを自分のケースに引き寄せてとらえようとする。

尺度

慢性疾患をめぐるナラティヴのもつ伝わりにくさは、この逆方向の語り、つまり患者からケア者への語りにも見られる。

患者が苦しんでいる症状のなかには、いくら検査を行っても、その原因となっている細胞や組織などの異常が検知できないものがある。そのような場合には、患者の訴えを聞き、患者の表情などを観察して手がかりにするほかはない。「痛み」がその最たる例である。

痛みは慢性疾患の多くに共通する症状で、厚生労働省の国民生活基礎調査によれば、頭痛、腹痛・胃痛、肩こり、腰痛、手足の関節の痛みのいずれかを自覚している人は、国民全体のおよそ三割ほどにもなる。[▼13] 痛みを経験したことがない人はいないだろうし、患者にとってはあまりに明白に自覚できる症状で、「ここがこんなふうに痛む」と伝えれば、ケア者はたちまちにそれを理解して、原因を探って対処をしてくれるはずだと期待する。

ところが、どうもそんなに簡単ではないらしい。痛みは人類が進化の過程で悩み続けてきたものに違いないのだが、現代医学がいまも解明できずにいる症状でもある。国際疼痛学会は、痛みを「実際的または潜在的な組織損傷に起因するか、またはそうした損傷に関連づけて説明される、不快な感覚的・情動的経験」と定義し、医師が原因を特定できない痛みについて、次のように記している。

多くの人々が、組織損傷または病態生理学的原因の可能性がない痛みを報告する。通常これは心理的な理由によって生じる。主観的な報告からは、彼らの経験を組織損傷によるものと区別することはできない。もしも彼らが自分の経験を痛みとみなし、それを組織損傷による痛みと同じように報告しているのであれば、それを痛みとして受け入れるべきである。[14]

要するに、原因のいかんにかかわらず、患者が痛いと言っているのであれば、医師はそれを痛みとして受け入れるべきだということである。あたかも実在論的な疾病観を放棄して、構築論的な疾病観を採用しているかのような観さえある。そのような定義を採らざるを得ないほどに、痛みをめぐる患者の自覚と他者による他覚との乖離が深刻な問題をもたらし得る。

この乖離の深刻さは、アーサー・クラインマンが『病いの語り』で三つもの章を慢性の痛みに費やしていることにも現れている。彼は、慢性の痛みをもつ患者の大半が、痛みの真実性を疑われる経験をしていると述べている。長年にわたって痛みに苦しんできた、ある男性患者の妻はこう語る。

「痛いのだろうとは思うけれど、毎日そうなのでしょうか？　いつもそんなにひどいなんていうことがあるでしょうか？　夫自身も問題なんだと思います。少し心気的になりかけているのです。痛みのことを気にしだしたらそこから抜け出せないのです[15]」

主治医も弱音を語る。

「私に何ができるでしょう？（中略）診療所で患者のリストのなかに彼の名前を見つけるのはとてもつらいことです。（中略）この痛みの問題によって彼は憂うつになり、家族も明らかにそうなり、私も落ち込みそうです。私は壁にぶつかった思いです[16]」

このように自覚と他覚のギャップが大きい問題について、ケア提供者が用いてきた方法の一つが尺度scaleである。尺度は、主観的経験を客観化するための一つの方法である。痛みについては、その程度を言葉（なし、軽度、中等度、重度、考えられる最も強い痛みなど）や数字、直線上の位置、イラストなどで定量的に表す方法（図2）が用いられてきた。

また、痛みの性質を定性的にとらえるために、「マクギル痛み質問票」[17][18]などが用いられている。これは、「チクチクflickering、ピリ

図2　痛みの尺度の例（上：数値評価スケール、下：表情評価スケール）

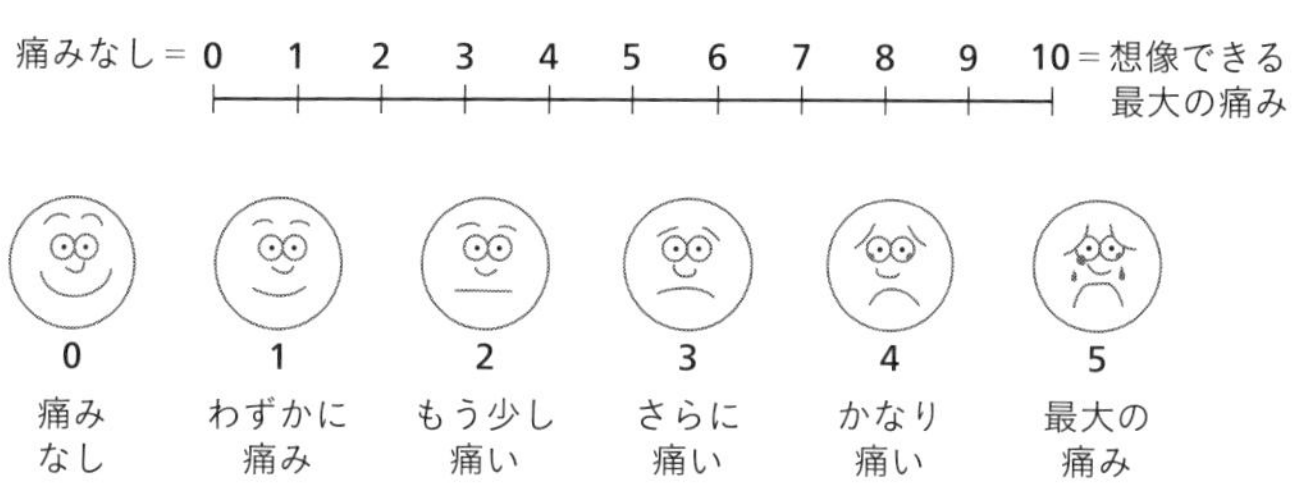

ピリピリquivering、ビリビリpulsing、ズキズキthrobbing、ズキンズキンbeating、ガンガンpounding」「針でつくようなpricking、千枚通しで押すようなboring、錐でもみ込むようなboring、刃物で刺すようなstabbing、槍で突き通すようなlancinating」などの表現語のなかから、自分の痛みにあてはまるものを選び、その強さを評価してもらうものである。英語でつくられたものが日本語[19]を含む各国語に翻訳されて世界中で広く使われている。

カテゴリー

では、尺度を使って痛みを測るという方法は、クラインマンのいう「疾患」と「病い」のいずれをとらえていることになるのだろうか。患者自身が五感で感じているものを、ケア者が尺度を使って測っているのだから、一見すると患者の主観である「病い」をとらえているようだが、これがそうではないのである。

尺度の使用は、ほとんどの場合、すでに知られている臨床データとの比較か、あるいは他の患者群との比較を必要とする。たとえば、ある患者に、「あなたが感じている痛みを、10点中の何点くらいのものかを教えてください」と尋ねたところ、患者が「7点です」と答えたとする。この点数を聞いたケア者が、「それは深刻だ」と評価できるのは、これまでに論文などで報告されているデータをケア者が把握していて、目の前の患者の点数をそれらと比較して評価できるからである。たとえば、その疾患の患者集団で生じる痛みが「2点から3点」の範囲にあることが分かっていれば、この患者の痛みはそのなかでは相当に深刻な部類に入るとの評価がくだせるだろう。

あるいは、その患者に鎮痛剤を与えて、しばらくしてから再び痛みの点数を尋ねたところ、「4点です」と答えたとする。この場合、鎮痛剤の効果が確かにあったとは簡単に断言できない。当然ながら、患者の体調や、痛みへの感受性などが変動した結果が影響している可能性があるので、必ずしも鎮痛剤だけの効果で痛みが軽減されたとは言えないからである。治療の効果をきちんと測るなら、一人の患者ではなく、数十人とか数百人という規模の患者集団で測定しなければならないだろう。ここでもやはり、目の前の一人の患者の問題を、患者集団のなかに置いてとらえる視点で考えざるを得ない。

このように、尺度の使用は、つねに患者集団を念頭に置いて行われるもので、たった一人の患者だけに尺度を使う意味はほとんどない。もしも一人の患者の痛みについて詳しく知りたいのなら、単純に「今日の痛みはどんな感じですか」と尋ねて、ひとしきりその話に耳を傾けるほうがよほど多くのことが分かるはずである。

この問題は、単に統計的な数値についてのものではなく、私たちが他者の経験をとらえる際に「カテゴリー」というものに頼っていることの現れである。

カテゴリーとは、複雑なことがらを何らかの基準で分類したものである。私たちは複雑なものをそのままにとらえることが難しい場合に、しばしばカテゴリーを使う。たとえば、ある認知症の患者が、「ヨウコに会いにくるように言ってほしい」としきりに言う。それを聞いた介護スタッフは、「ヨウコ」という家族がいるのだろうと想像する。付き添っている夫に聞くと、確かに「仲野葉子」という四十代半ばの娘さんがいて、いまは結婚して、離れた町で暮らしているのだという。

その話を聞いて、スタッフの頭のなかに何となく浮かび上がるのは、「娘」というカテゴリーによってつくられるイメージであって、実際の仲野葉子さんの人物像ではない。あるいは、「四十代半ばの娘」とか「嫁いだ娘」という、より細分化されたカテゴリーを参照することもあるかもしれないが、それでもカテゴリーであることには違いがない。ケア者にとっては、そういった理解をするだけで、たとえば「離れて暮らす娘さんに会いたいんですね」というような通り一遍の応答をして、それでやりすごすこともできてしまう。時間がないなかで関わっていれば、そのようなコミュニケーションのほうがむしろ普通だろう。

私たちは、カテゴリーを使うだけでも、「認知症の高齢者が、離れて暮らす娘と会いたがっている」というような、一応の物語をつくることができる。しかし、それは個別性というものをもたない、型通りのストーリーにすぎない。

これに対して、たとえば患者の夫から、多少なりとも患者と娘との関係性についての話を聞けば、「仲野葉子」という人物のイメージは、もっと肉付けをもったものになる。肉付けとは細部のことである。神は細部に宿ると言われるが、細部をもった物語は、一つとして同じものにはならない。カテゴリーだけでつくられた物語は、判で押したようなものになる。この違いはきわめて大きい。なぜなら、他人の物語に尊厳という価値を認めるか否かを左右することになるからである。

私たちは、個別性を生きている。それは、他人の目からカテゴリー化して眺められれば、同じような多数の物語の一つにしか見えないかもしれない。しかし、私という人間が個別性を生きているということを他人から認められ、そこにかけがえのない価値があるのだと理解してもらえるのは、そこに他の人の場合とは違う細部があることを認識されるからである。そのような細部の差異を理解せずに、単にカテゴリー化された理解で済まそうとする他人に触れたとき、私たちは強い疎外感を感じる。「仲野葉子」として理解してもらえることは、「嫁いだ娘」として扱われることとはまったく違うのである。

4 日常臨床での解釈的ナラティヴ・アプローチ

傾聴

ここまで、急性疾患と慢性疾患に大別して、日常的な臨床実践のなかで行われている対話を取り上げて、その課題を考えてきた。急性疾患の短い関わりのなかでも、生活機能を視野に入れた個別的な治療目標の設定が必要であるはずだし、患者の死に終わる事例の場合は、人生史の最重要な局面に立ち会うことが求められる。こういった局面での患者との対話は、必然的にナラティヴ・アプローチになるはずである。一方の慢性疾患では、ケア者が語れるのは疫学的ナラティヴであり、患者の個別的な物語とのあいだにつねに乖離が生じる可能性がある。そのために、ケア者は患者のナラティヴを注意深く解釈する必要がある。

こういった、日常的なケア実践のなかで行われているはずのナラティヴ・アプローチを系統的に整理して、それぞれに名前を与えるとすればどうなるだろうか。

おそらく、最もありふれたもので、特に意識もされずに行われているのが、患者の話に耳を傾けるという実践、すなわち「傾聴」だろう。傾聴については、単に「丁寧に聞く」というような表層的な態度を整えることではなく、患者や家族という他者にどう向き合うかという、第三章で論じたような哲学的な態度が重視されてきた。

そういった議論を提起したとされるのが、第三章で触れた心理学者のカール・ロジャーズである。彼は、治療の効果をもたらすためにセラピストに必要な条件として、（1）セラピスト自身が自由で、自分らしくあるという「自己一致」、（2）クライエントを独立した人格として無条件に尊重する「無条件の肯定的関心」、（3）クライエント自身の経験の認識を正確かつ共感的に理解する「共感的理解」の三つをあげた。[20]

無条件の肯定的関心とは、他者（患者、クライエント）をありのままの個人として無条件に尊重できることだとされる。共感的理解とは、他者のものの見方、感じ方を通して相手を理解し、相手の気持ちに共感できることである。自己一致（衷心性 genuineness）とは、聞き手であるケア者自身が自己概念と体験を一致させており、自己受容ができていることを意味する。語り手である他者に向けての態度のみでなく、聞き手である自分自身に対する態度も問題にされており、これは第三章で論じた、構築論に立脚しようとするケア者のあり方を反映している。これに付け加えるものがあるとすれば、ロジャーズと対話したブーバーが鋭く指摘したように、ケア者と被ケア者のあいだには克服しがたい立場の違いがあるということを、わきまえることだろうか（第三章八三頁）。

これに対して、もっと具体的に、どう振る舞えばよいのかを示した人たちもいる。傾聴が適切にできているかどうかを、尺度によって自己採点するのである。[21]

それによれば、傾聴ができていると見なせるのは、自分と意見が違っても冷静に相手の話を聞くことができる、言葉には表現されていない相手の気持ちにも注意しながら聞いている、相手の立場になって話を聞いている、話を聞いているときの自分の気持ちに気づいている、相手が言いよどんでいるときには「たとえば、こんなことですか？」ときっかけをつくる、相手が話したポイントを頭のなかで要約しながら聞いている、といったものである。

逆に、望ましくない態度とは、相手の話が終わらないうちに話し始める、指示・説得調の話し方になる、自分のほうが長く話している、自分の機嫌が悪いと攻撃的な言動になる、相手と議論になったり自分の意見を押し通してしまったりする、自分の考えと異なる意見を否定しがちだといったものである。

ナラティヴ・アプローチについて、医師の視点から論じてきた人の大半が、こうした「傾聴」を非常に重視し、主にこの意味でナラティヴ・アプローチをとらえている。彼らのなかには、一一八頁で触れたレオポルドのように、普段の診療のなかでの治療目標の設定のために必要だという実践論を語る人から、第三章（一〇四頁）で触れたリタ・シャロンのように、人間的な医療を取り戻したいという原則論的なスタンスをとる人までの幅がある。レオポルドは、あくまでカテゴリー化された存在としての患者像を見ようとしているのに対し、シャロンは、個別的な存在としての患者を見ようと言っている。患者の話を聞くことが肝心だという点は共通しているが、その意図は大きく異なる。

レオポルドのように、治療目標の設定のために患者の話を聞く場合、ケア者がすべきなのは、「あなたは何をしている人なのですか」という問いかけであり、「あなたはどんな人生を歩んでこられたのですか」ではない。そういった質問をすれば、患者は込み入った身の上話を始めてしまうかもしれないが、いま聞きたいのは、そのような個別性の高すぎる話ではなく、ある程度のカテゴリー化ができる話である。ケア者が整形外科医であれば、患者の職種（港湾労働者とか、事務職員とか）や重要な生活機能（走ること、運ぶこと、キーボードを操作することなど）は、治療上の選択肢に影響するのだからぜひ知りたいが、会社名とか社内の人間関係のような詳しすぎる情報はいらない。カテゴリー化された患者像を得ることで、医学文献や自分自身のこれまでの経験と比較して、最適な治療を考えやすくなる。

これに対して、シャロンは、個別的な存在としての患者を見よと言っている。そこには、明らかに「生活機能」の次元ではなく、患者の「人生史」を知るべきだ――教えてもらえるならばの話だが――という含みがある。

彼女は、長年にわたって診察してきた患者から、あるとき突然に身の上話を聞かされた。その人は八九歳のアフリカ系の女性で、高血圧、乳癌、脊柱管狭窄、および不眠と不安に苦しんでいた。そうした長年の不調の発端になったのが、子どものころの落馬事故だという話をこれまで何度か聞かされてきた。ところが、二十年以上も診察をしてきたある日、本当に経験したのは落馬事故ではなく、近隣の白人少年からのレイプだったと語ったのだった。

こういったいくつかの経験から、シャロンは「病気というものは直線的な旅ではない。だから、病者をケアする者としての私たちは、彼らの役に立ちたいと思うならば、遠回りの旅にも備えができていなければならない[22]」と考えるようになる。つまり、医師としてのシャロンにとって、ヘルスケアの関心領域が、身体機能や生活機能の領域から、人生史の領域へと拡大されたのである。

このように、日常的な実践のなかで行われる傾聴には、（1）実在論的ヘルスケアを実践するために、患者の生活機能に関心領域を拡大して、それについて知ろうとする対話、（2）構築論的ヘルスケアを実践するために、患者の人生史について知ろうとする対話、という二様があることになる。

患者の人生史への敬意

患者の生活機能についての情報収集としての傾聴であれば、いずれは人工知能でも行えるようになるかもしれない。人工知能の進化はきわめて速いようなので、自分の想定していない言葉を言われても冷静に話を聞けるとか、顔の表情や表面体温の変化などを読み取って、言葉で表現されない気持ちを読み取るとか、うまく話せない人に対して、「たとえば、こんなことですか」と適切な例示をするといったことは、そう遠くない未来に実現しそうである。

しかし、当然ながら、人間的な医療を指向する人たちは、人工知能が患者の話を聞いているというような医療の未来像をよしとはしないだろう。患者の話を聞くという行為には、ロボットには真似のできない、本質的に人間的なものがあると考える人は、少なくないはずである。それは、シャロンがすべてのケア者がもつべきだと主張した、「物語能力 narrative competence」なのかもしれない。すなわち、「病いの物語を認識し、吸収し、解釈し、それに心動かされて行動するために必要な能力[23]」である。

彼女の主張する物語能力と同じかどうかは分からないが、他者の物語に反応する能力というものをよく例示しているように思えるのが、第三章で取り上げたノディングスが、何気ない話として語っている体験談である。

　彼女がある日、大学で昼食をとっていたその席に、たまたま同僚がいた。ただしその人は、ノディングスにとって特に尊敬する人物ではなかったという。普段はあまり話さない相手と雑談をするなかで、彼は戦時下の海軍にいたときの経験を語り、それが自分が教員になった大きな動機だったという話をした。ノディングスは感動を覚えたが、彼の話のすべてを好ましく感じたわけではなかった。彼と同じ状況に自分が置かれても、きっと同じ行動はしなかっただろうと思える内容もあった。それでも、その同僚が感じていたものを、自分も感じているように思える。ノディングスは同僚に敬意を感じた。専門家としての評価は大して変わらないにせよ、これからずっと、彼に対する敬意は保ち続けられると確信している。「彼をケアする心構えが以前はできていなかったが、いまではそれができている」とまで述べている。▼24

　おそらくここで重要なのは、同じ状況に自分が置かれても、きっと同じ行動はしなかっただろうという相対化された視点を保ちながら、共感し、敬意をおぼえ、ケアする心構えさえできているという点であろう。

　長い時間をかけて築いてきた信頼関係がなくても、またその人の価値観に全面的に共感してもいないのに、人生史の領域に踏み込んだ話を相手が語り、それを関心をもって聞き続けたことで、その人の個別的な視点を理解できている。つまり、カテゴリー化された他者像（男性で、大学教員で、○○学を専攻する同僚というようなもの）から、個別の存在としての他者像への転換が生じているのである。

　個別化された他者像には細部が不可欠である。その細部を提供したのが、彼の戦争体験であり、そこで出会った人たちについての話であり、それがいま現在の自分のあり方を決めたという、この人ならではの意味づけをともなう、人生史についての物語であった。ノディングスは聞き手として誠実に傾聴したことだろう。ただし、その話の細部を完全に一体化した意識で聞いているわけではない。それでも、その一回限りの傾聴を通して、カテゴリー化された存在から、個別化された存在への永続的な転換が生じた。人生史についてのナラティヴのやり取りが、それほどの力を発揮したのである。

クラインマンは、医師が患者の「生きられた経験」のなかに身を置くために、人類学の技法を臨床医学に採り入れる「微小民族誌《ミニ・エスノグラフィー》」を提案し、そのために日常的な実践のなかに「簡潔な人生史を話してもらうこと」を組み入れるべきだと主張した。▼25

日本語では「人生」と「生活」とは別のものを意味するが、英語ではlifeという一つの言葉で両方を言い表す。クラインマンの邦訳書では、life historyを「人生史」ではなく「生活史」と訳している。しかし、クラインマンのように、医学者でありながら文化人類学を学んだ人の意を汲めば、これは間違いなく「人生史」であろう。日本語でlifeを「生活」と訳すときには、「人生」のもつ過去から未来までの時間の広がりと、そのなかで本人の意識とか他者との関係性といったものが刻々と変化していく可変性というニュアンスが薄らいでしまうように思う。

このことは、quality of lifeという言葉が「生活の質」と訳されて普及していることにも通じる。quality of lifeを「人生の質」と訳すと、人生という大きなものの質を軽々に論じることはできないのではないかというような抵抗感を感じる。しかし、「生活の質」と訳せば、そのような大仰さが消え去り、その質を論じることもできそうだと思える。しかし、「生活の質」という言葉からは、

quality of lifeが多分に含んでいる時間という要素があまり感じられないのである。

患者の人生史に敬意を払い、それに関心を向けよ——医師であるシャロンとクラインマンは、要するにそう言っているように思う。文学なり文化人類学なりに関心をもつ人にとっては、このような考え方は至極当然のものだろうが、自然科学に立脚するものとして医学をとらえている人にとっては、患者の人生史というものは、何ともとらえどころのない不確かなものに思えるかもしれない。

医学と文学は、容易に結びつくように思える人と、水と油のようなものとしか思えない人とが極端に分かれるらしい。日本の森鷗外、斎藤茂吉、安部公房、海外でもフランソワ・ラブレー、アントン・チェーホフ、コナン・ドイル、サマセット・モームなど、医学を学んですぐれた文学者になった人が綺羅星のごとく存在する一方で、前に触れたドライフが自虐的に描いたように、文学的な内容の話が苦手な医師もいる。

医療を学ぶ人に、よくできた文学作品を読むことを勧めるという教育は、だいぶ前から行われている。その意味は、他者の意識を自分に転移する訓練を、知らず知らずのうちに行えることにあるとも言われている。しかし、いくらよくできた文学作品を読ませても、すべての医療従事者に文学的想像力を獲得させることまでは期待できそうもない。また、そのような人は、シャロンの「多くの医療者は、物語を聴き取ろうとするためには時間が足りないと感じているが、聴くことを実践に組み込んでみると、初期に投資した時間はすぐに埋め合わされることがわかる」[26]という言葉を容易に受け入れられないかもしれない。

そこで、文学的に考えることの苦手な人に、もっと簡単にできる方法として、筆者が学生や医療従事者に行ってもらっているものを紹介しよう。それは、自分が書いたもの——実習の記録でも、カルテや看護記録のようなものでよい——を、患者など他者の視点での一人称の文章に書き直してみるというものである。

以下に示すのは、一二〇頁で取り上げた八十代の女性患者についての臨床推論を、患者の一人称の文章で書き直した文である。

＊＊＊

肺に問題があるとのことで、私は大きな病院に移された。担当医から、痛みはないかと聞かれた。夜になると時折胸が痛く、看護師を呼んだりもしたが、私にとって我慢できないほどのものではないと答えた。私はその後、さまざまな検査を受けた。腸に穴が空いていることがわかり、私は緊急の手術を受けることになった。心臓の病気が持病にあり、手術に耐えられるかどうかという話も聞いた。とにかく腸の穴を塞がないことには命に危険があるということで、私は手術に臨むことになった。私は手術室へ運ばれた。麻酔がかかり、意識が遠のいた。

＊＊＊

これは、患者が明らかに経験したと思われる事実のみを、一人称で書き直しただけのものである。日本語は主語を明示しないことの多い言語だが、「私は」という主語をできるだけ付してある。それだけのことで、ずいぶんと印象が変わるように思えないだろうか。

一人称の文を書いてみると、それぞれの局面で「私」がどんな意識なり感情なりを抱いていたのかに、おのずと関心が向く。「私は手術に臨むことになった。私は手術室へ運ばれた。麻酔がかかり、意識が遠のいた」と、事実を一人称で書いているだけなのに、このときの患者の意識が、文章を書いている自分のなかに転移しているかのような感覚を抱くのではないだろうか。[▼27]

5 ナラティヴの解釈が「ケア」になるとき

人生史を読む実践のケア効果

ここまで見てきたのは、日常的な臨床実践のなかで行われている解釈的ナラティヴ・アプローチである。そこには、実在論的ヘルスケアを実践するために、患者の生活機能に関心を拡大して、それについて知ろうとする対話と、構築論的ヘルスケアを実践するために、患者の人生史について知ろうとする対話との二様があった。

これらはいずれの場合にも、あくまで患者のナラティヴの解釈を目的として行われるものであって、何らかのケア効果を期待しているわけではない。ところが、解釈のために行われているナラティヴ・アプローチのなかには、明らかにケア効果をもっている実践というものがある。

そのなかには、心のケア——専門的な実践としての心理療法であれ、非専門的な実践であれ——

を直接の目的としているものもあれば、患者のナラティヴを解釈する際に生じる「副産物」としてケア効果が生じるものもある。このような実践の実例として、ここではライフレビュー、ディグニティセラピー、人生紙芝居という、三つの実践例を取り上げる。ここでは、ケア者が関心をもって傾聴し、解釈しようとする対象は、まさしく患者の人生史そのものである。

（1）ライフレビュー

ケア者が患者に行わせている解釈的ナラティヴ・アプローチのなかで、一定のケア効果が認められているものの代表例が、ケア者が患者に人生史を振り返るように促し、それを語ってもらったり、書いてもらったりする、「ライフレビュー life review」あるいは「回想 reminiscence」と呼ばれる一群の実践である。日本では、高齢者介護の現場などで「回想法」と呼ばれる実践がかなり広く行われていて、厚生労働省の「介護予防マニュアル」のなかでも、「閉じこもり」を予防する実践として記載されている[28]。

ライフレビューには人間にとって重要な意味があると主張したのは、ロバート・バトラーである。バトラーは、一九六三年の論文で、人間が年を重ねるほど、そして死に近づくにつれて、自分の人生を振り返ることが多くなるという説を主張した[29]。この説は、その後の実証研究によって部分的に支持されている[30]にすぎないのだが、バトラーの最大の功績は、ライフレビューを現実逃避のような病理的現象と見なすべきではなく、人間の正常な欲求にもとづく現象としてとらえ直すべきだと主張した点にある。

ライフレビューは、目の前の現実から目を背けるためになされることもあるのかもしれないが、生を味わい、自分を成長させ、ことによっては目の前にある問題に対峙するためになされる行為でであるというバトラーの考え方は、多くの研究者やケア者から支持された。

しかし、ライフレビューは、つねに自らの人生史にポジティブな価値や意義を見いだす結果をもたらすとは限らない。つくづくと自分の人生史を顧みて、そこに何の意味も見いだせないということもあるかもしれない。こうしたネガティブなライフレビューは、心の病いを抱えている人の場合には特に有害なものとなり得るため、ケア者の支援を伴う方法がさまざまに試みられてきた。

カリフォルニア大学ロサンゼルス校のボルン老年学研究センターにいた、ジェームズ・ビレンとドナ・ドイチマンは、高齢者を対象に、「ガイド付き自伝 guided autobiography」を提唱した。[31] これは、少人数のグループをつくって、参加者が個々のライフレビューを短いレポートにしたものを持ち寄り、それを読み聞かせ合うという形式で行われる。この短いレポートが「ガイド付き自伝」である。「ガイド付き」というように、執筆にあたっての手順が定められ、指導者が口頭で説明や指示を行う。特に重要と思われるのは、自伝を書く際のテーマが前もって決められるという点である。

ビレンらが想定したテーマは、以下の九種類である。①私の人生の主要な分岐点、②家族、③私の仕事や主要なライフワーク、④私の人生におけるお金の役割、⑤健康とボディイメージ、⑥私の人生における愛と憎しみ、⑦私の性的アイデンティティ、性役割、性的な経験、⑧死についての私の経験と死についての考え、⑨私が夢見てきたものの歴史、人生の目的、人生の意味。[32]

このように、自伝を書くための共通テーマを設定することで、途中で迷子にならずに、最後まで書き遂げることがたやすくなるのかもしれない。グループワークに参加して他人の自伝を聞く人にとっては、共通のテーマが設定されていることで、複数の人の自伝を対比したり、自分自身の人生史に引き寄せて聞くなど、他人の自伝をより理解しやすくなるのかもしれない。あるいはまた、そこに介在するケア者にとっては、参加者たちのライフレビューが、自分たちが日々実践しているケアに何らかの示唆を与えてくれるものになりやすいのかもしれない。

ビレンらは、ガイド付き自伝は、「疾患なり社会的・情動的問題の治療や緩和を積極的に意図しているものではなく、治療法として考案されたものではない」と述べている[33]。その一方で、自分の人生を見つめ直す動機を維持強化し、物語のなかで自身の人生史の一部を再体験でき、他者と新しい友情をつくる場となる、という三つの「自然に生じる副産物」としてのケア効果があると主張する。

（2）ディグニティセラピー

ライフレビューと同じように、人生史を振り返らせる手法を用いていながら、もとになった発想が大きく異なっているのが、カナダのマニトバ大学の精神医学教授のハーヴェー・チョチノフが考案したディグニティセラピーである。名称に「セラピー」という言葉が付いているように、ディグニティセラピーは明確に心のケア効果をねらったものである。

チョチノフらは、死を前にした患者に対する緩和ケアを行ううえで、最大の課題の一つに「尊厳感 sense of dignity」の喪失があると考えた。そのきっかけの一つが、当時すでに数十年間にわたって安楽死や自殺幇《ほう》助を行ってきたオランダからの報告だった。一九九一年に『ランセット』誌に発表された論文では、オランダで安楽死か自殺幇助で亡くなった患者の死亡診断書に署名をした医師たちの五十七％が、患者の死を早めた理由として「尊厳の喪失」をあげていた[34]。

しかし、そもそも死を前にした人にとっての尊厳とは何なのか。この論文の著者らは医師に調査を行っているが、本来は、死を前にした人たち自身に聞くべきではないのか。そう考えたチョチノフらは、進行した末期癌の患者五十人を対象にインタビュー調査を行い、患者たちが「尊厳dignity」という言葉をどう理解しているかを調べた[35]。こうした研究から、死を迎えようとしている人自身が考える尊厳には、表2に示すような多岐にわたる側面があることを知った。

患者たちは、病いによって自立が損なわれ、苦痛を経験することを憂いている。社会あるいは他者との関わりという側面では、プライバシーを保ちながら支援を受けることが必要でありながらも、他人の重荷になったり、自分の死後に残される人の身を案じてもいる。こうした懸念が高じることが彼らの尊厳感の低下につながる可能性がある。しかしながら、彼らは尊厳を守るための手段も心得ており、自分自身を保ち、役割を持ち続け、今を生き、ときには霊的spiritualな安らぎを求める。

こうして、死を前にした人たちが実感しているさまざま

表2　チョチノフらが分析した、尊厳に関するカテゴリー、テーマ、サブテーマ[36]

病いと関連する心配	尊厳を守る技術	社会的尊厳一覧
自立レベル	尊厳を守る視点	プライバシーの境界
認知活動	・自己の存続	社会支援
機能的活動	・役割の保持	ケアの基調
	・生成継承性／遺産	他者の重荷になること
症状による苦痛	・誇りの維持	死後への不安
身体的苦痛	・希望の維持	
心理的苦痛	・自律性／コントロール	
・医学的不確かさ	・受容	
・死の不安	・リジリアンス／ファイティング・スピリット	
	尊厳を守る実践	
	・いまを生きる	
	・日常性の維持	
	・霊的やすらぎを求める	

な要素──尊厳感を危うくするものもあれば、強化するものもある──を眺めてみて、ヘルスケアに従事する者が役立てるものがあるとすれば何だろうか。苦痛の軽減などは、薬剤などを用いて手を打つことができるが、それは全体の一部の要素にすぎない。

チョチノフが注目したのが、「生成継承性 generativity」という概念だった。この耳慣れない言葉は、発達心理学者のエリク・エリクソンがつくりだした概念である。

エリクソンは、よく知られているように、人間の心理的発達段階ごとに「相対的な心理・社会的な健康の基準」を示した。生成継承性とは、成人期における健康の基準であり、エリクソンによれば、「子孫を生み出すこと procreativity、生産性 productivity、創造性 creativity を包含するものであり、（自分自身の）更なる同一性の開発に関わる一種の自己─生殖 self-generation も含めて、新しい存在や新しい制作物や新しい観念を生み出すこと《ジェネレイション》」[37]（強調原著者）である。

チョチノフは、この概念を、死を前にした人の尊厳感の維持のために適用できると考えた。死に直面した患者が、自分のあとに遺される人たちのことを意識して、彼らに理解しておいてほしいことや、彼らのためになりそうなことを具体的にイメージすることで、尊厳感をまもれるのではないか──。

そこで、患者の人生史がもってきた意味や価値を、ケア者が丁寧に聞き取り、それを遺されていく人たちに伝えるための「生成継承文書」をつくるというユニークな方法を考えた。そのなかで、人生史についての話を気兼ねなくしてもらえるように、丁寧なインタビューが行われるのだが、生成継承性という価値を見いだすための核心となる質問は、次のようなものである。

- あなたの人生において、特に記憶に残っていることや最も大切だと考えていることは、どんなことでしょう？　あなたが一番生き生きしていたのは、いつ頃ですか？
- あなた自身について、大切な人に知っておいてほしいこととか、憶えておいてもらいたいことが、何か特別にありますか？
- （家族、職業、地域活動などにおいて）あなたが人生において果たした役割のうち、最も大切なものは、何でしょう？　なぜそれはあなたにとって重要なのでしょう？　あなたはなぜそれを成し遂げたのだと思いますか？
- あなたにとって、最も重要な達成は何でしょうか？　何に一番誇りを感じていますか？
- 大切な人に言っておかなければならないと未だに感じていることとか、もう一度話しておきたいことが、ありますか？
- 大切な人に対するあなたの希望や夢は、どんなことでしょう？
- あなたが人生から学んだことで、他の人たちに伝えておきたいことは、どんなことですか？　残しておきたいアドバイスないし導きの言葉は、どんなものでしょう？
- 将来、大切な人の役に立つように、残しておきたい言葉ないし指示などはありますか？
- この永久記録を作るにあたって、含めておきたいものが他にありますか？▼38

インタビューは録音され、逐語録がつくられる。不明確な箇所は修正され、必要であれば時系列が一貫したものになるように整えられる。こうした編集を経たものは、最終的には患者本人によって確認され、最終稿としての承認を受けることになっている。

右に示した質問のリストからは、どことなく近代西洋文化の香りを感じるのだが、それはおそらく「成し遂げるaccomplish」という言葉が繰り返されているところから来るのかもしれない。これが職業上の達成のことだけを意味するのではないと理解してもらえるように、「人生で果たしてきた役割」の例示の最初に「家庭内での役割」があげられている。それでも、たとえば昭和時代に専業主婦としての生涯を生きた日本の女性が、自分の人生について「家庭内で役割を成し遂げた」という表現を用いることはあまりないだろう。

日本の終末期医療の現場でディグニティセラピーを実践している愛知県がんセンターの小森康永は、悪性リンパ腫の六十三歳の女性の生成継承文書の一部を公表しているが、その内容は、この人にとって家庭というものがもっていた特別な意味を伝えるものになっている。

一番大切って言うと、家庭だねえ。唯、自分なりに一生懸命しただけでえ。毎日、忙しくこなしてきただけ。子どもに勉強みてやるでもないしね。みんなと比べると、平々凡々で、それが幸せやったかもしれんけど。子育ても、家庭がしっかりしてないとね、基本だと思うんです。行き着く所はね。[39]

この遠慮がちな言葉は、日本の女性が語る自分の人生史の意味や価値というものをよく表しているように思う。自分が何かを成し遂げたというのではなく、家庭という場がいかに大切なものであるかに気づき、それを整えることに心を尽くしてきた人生だったという話が、このあとに続く部分で、いくつもの具体的な場面の描写とともに語られている。

（3）人生紙芝居

ケア者が患者の人生史を解釈し、それを何らかの形で再構成する、という形式をもつものとして、日本の西伊豆にある宅老所「みんなの家」の奥田真美らが考案した「人生紙芝居」▼40が比較できる。人生紙芝居は、ケアする側が、ケアされる側の人生史を再構成する。たとえば、介護施設で高齢者に行われる場合では、最初に介護者が高齢者と個別に面談して、その人が歩んできた人生史について詳しく聞き取る。次に、介護者はそれを一〇枚ほどの紙芝居に仕立てる。構成も、作画も、それに必要な調査も介護者たちが行う。たとえばある場面に登場する人物の服装とか、道具の色や形などを、資料にあたったり、高齢者に聞いたりして調べて、絵として描けるようにする。

紙芝居づくりの最中に当の本人とも相談することはあるが、その人の人生史を再構成してみせるのは、あくまでケア者の側である。ここにこの手法の特徴があり、これが最大の強みとなっている。ライフレビューやディグニティセラピーでは、ケア者の支援のもとで、本人が自らの人生史を語るのに対して、人生紙芝居では、ケア者が被ケア者の人生史を聞き取って、再構成し、紙芝居として上演してみせるのである。

人生紙芝居を行うには、特に資格はいらない。ただ必要なのは、相手の人生史に敬意を払い、その細部にも関心をもって受けとめる態度と、多少のインタビュー技術である。

筆者は、看護学生向けの授業や卒業研究のなかで、この技法が使えるように思い、「みんなの家」で奥田に指導を受けたことがある。その際に、奥田は、上手い絵を描く必要はなく、むしろ下手でよいと笑って語っていた。彼女たちが対象にしている高齢者には、多くの色使いをしたり、ゴチャゴチャとした描き込みをするのではなく、シンプルな背景――レモンイエローでべた塗りをするのが最適だと教えてくれた――の上に、ポイントを絞った絵を描けばよい。ただし、その細部（服装や機械など）は、本人から聞いたり、資料を使ったりして、本人にリアリティを感じてもらえるように気を配るほうがよい、ということだった。

次に示すのは、そのなかで、藤田三四郎さんという、国立ハンセン病療養所・栗生《くりゅう》楽泉園に入所する、ハンセン病の「元患者」――ハンセン病はずっと前に治っていて、その後遺症としての視力の低下や指先の変形などを抱えているので、こう呼ばれる――の了解を得て、看護学生が卒業研究のなかで作成した人生紙芝居である。藤田さんと制作者のご了解をいただいたので、全編を掲載した。

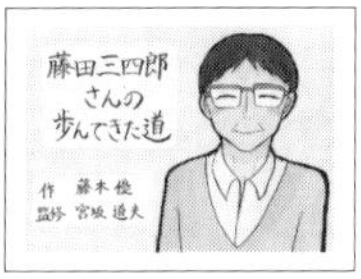

・藤田三四郎さんの人生紙芝居
・作・藤木　優、監修・宮坂道夫

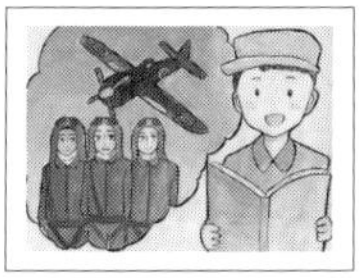

・藤田三四郎さんは、一九二六年二月に、茨城県で生まれました。
・子どものころ、空を飛んでみたいという思いを抱き、少年航空兵になることを夢見ていました。
・藤田さんは、陸軍の少年航空兵に志願し、無事に合格しました。そして、所沢の整

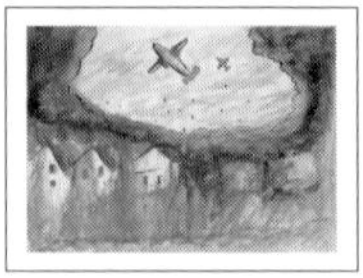

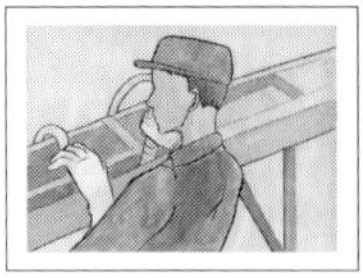

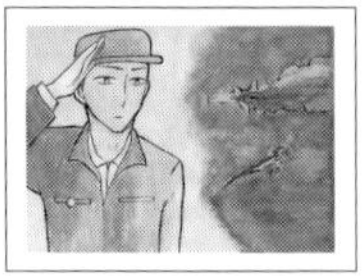

備学校で3年間、軍隊の訓練や飛行機についての勉強をしました。

・その後、藤田さんは、水戸の陸軍飛行学校に配属されました。

・昭和十八年、日本は空襲を受けるようになります。

・藤田さんは、ノースアメリカン機が空を飛んでいくのを目にしました。

・西の方角、東京のほうを眺めると、空が真っ赤に燃えていました。

・藤田さんは、特攻隊の飛行機を整備し、試運転をして、特攻隊員に渡す仕事をしていました。昼も夜も一生懸命に働いて、飛行機を整備しました。

・特攻隊が飛び立っていくとき、藤田さんたちは、敬礼をして見送りました。

・特攻隊員の家族や親せきの人たちが手に手に「特攻花」を持って、隊員たちが飛び立っていくときに、その花を投げていました。

・自分とあまり歳の変わらない少年たちが、敵艦に体当たりして命を落とすことを考えると、藤田さんは髪の毛が一本ずつ立つ思いがしたそうです。

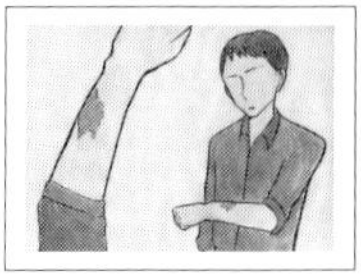

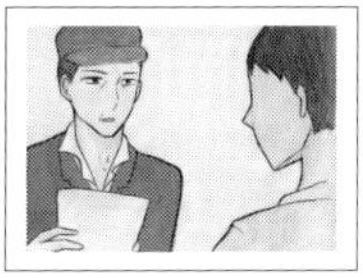

・昭和二十年の五月ころ、藤田さんは、左の腕に斑紋があることに気づきました。
・自分で温めたりしてみましたが、その斑紋は一向に消えませんでした。
・そこで、宇都宮の病院で診察してもらったところ、隔離病棟へ行くように言われました。
・その二か月後の七月のある日、藤田さんのもとに、司令部から通達があり、藤田さんは上等兵に任命されました。
・ところが、病気のために「兵役免除」、つまり、「兵隊にはならなくてよい」という命令も告げられたのでした。
・「お国のために命をささげよう」という気持ちで生きてきた藤田さんは、死にたいと思うほど、つらい気持ちになりました。
・しかし、本当に死んでしまおうとしたそのとき、鬼のように恐ろしい顔をしたお母さんの顔が、藤田さんに向かって迫ってきました。
・「他人のために命を捨てるのはいい。でも、犬死には絶対にダメだ！」
・お母さんがかつてそう話していたことを思い出しました。
・藤田さんはそこで思いとどまり、この病気とたたかおうと決心をしたのでした。

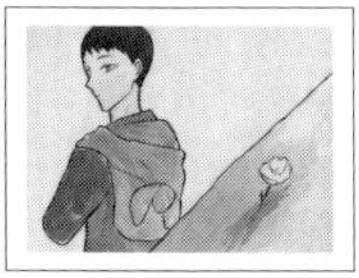

・藤田さんは、ハンセン病の治療のために、栗生楽泉園に入所することになりました。
・ハンセン病患者だけが乗る車両に乗せられました。汽車に乗る前には、衛生兵に消毒をされ、周りの人からは白い目で見られました。
・車両に乗った後も、衛生兵は感染することを怖がって離れた場所に座り、用意されていたお昼ご飯も藤田さんに渡してくれませんでした。同じ人間なのに、人として扱ってもらえない、差別されているような、悔しい気持ちになりました。
・汽車を乗り換えるときに、ホームの割れ目に月見草が咲いているのを見つけました。平和の象徴の月見草が、どんなところでも生き生きと咲いているその姿に、藤田さんは心を動かされ、のちに『月見草に出会う』という本を書かれました。

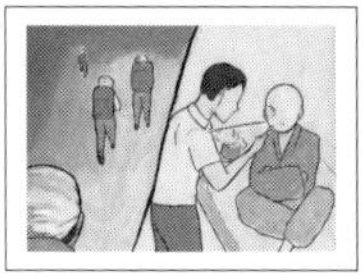

・栗生楽泉園では、さまざまな仕事を行いました。
・炭背負いや、症状の重い患者さんたちの世話係をしました。
・食べるために家畜を殺したり、園で亡くなった人の火葬をしたりする仕事も任されました。
・そうした仕事は、ハンセン病患者である藤田さんたちにとって、とても大変で、つらいものでした。

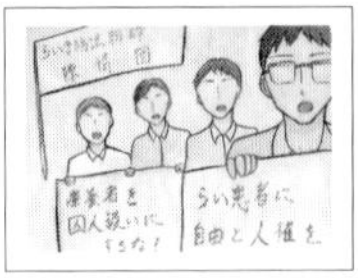
療養者を
囚人扱いに
するな！
らい患者に
自由と人権を

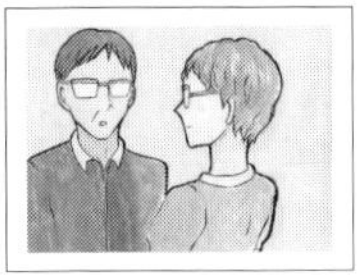

・昭和二七年には、ハンセン病患者を強制隔離することを定めた「らい予防法」を、患者の人権を守るものに変えさせるための「らい予防法闘争」が始まります。
・藤田さんたちは、ハンセン病患者の人権を踏みにじってきた「らい予防法」の改正を求めて、行動を起こしました。
・国会では、ハンセン病療養所の所長三名が、強制隔離の維持どころか、その強化を求める証言を行って、患者たちの怒りが高まりました。
・藤田さんたちは、仲間四人で国会前に行き、抗議の座り込みをしました。多磨の療養所からきた仲間たちは藤田さんたちを大歓迎してくれましたが、国の職員たちは空気感染するのではないかと恐れて、物々しい防護服に身を包んでいました。
・一週間、二週間と、国会前での訴えは続きました。
・しかし、藤田さんたちの声は、聞き入れてはもらえませんでした。
・その後、藤田さんは、栗生楽泉園の入所者の自治会の会長に選ばれます。
・自治会役員の選挙に出ることを、藤田さんの奥さまは、賛成してくれなかったそうです。
・しかし、自治会活動に全身全霊をつくす藤田さんの姿を見て、「やっぱり誰かがやらならくちゃ」と思うようになり、藤田さんを支えてくれたそうです。

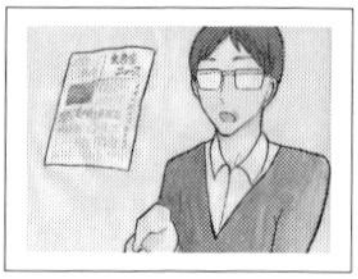

・平成七年の全患協ニュースで、藤田さんは、ハンセン病が完治しても、療養所から出ることを認めていない「らい予防法」を廃止すべきだと訴えました。
・住み慣れた療養所を追い出されるのではないかと心配して、最初は藤田さんの考え方に反対する人もいたそうです。
・しかし、次第に藤田さんの考えに賛同する人が増えていきます。
・そして、平成八年に、ハンセン病患者たちを苦しめてきた「らい予防法」は、ついに廃止されたのでした。

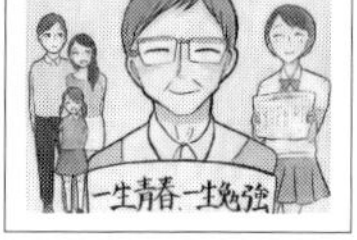

・現在、藤田さんは、全国各地から訪れる人たちと盛んに交流しています。藤田さんにとってその人たちは、自分の子どもや孫のような存在だそうです。
・文通している人は、千人以上もいるそうです。藤田さんは、「一生青春、一生勉強」ということを大事にしてほしいと、訪れてくる人たちに話しています。
・紙芝居はこれで終わりです。ありがとうございました。
・（本人の前で上演する場合）藤田さん、これからもお元気で、たくさんの人たちと触れ合ってください。そして私たちに、これまでの人生のこと、ハンセン病問題のことを、教えてください。

藤田さんは、栗生楽泉園の入所者自治会長を長く務め、元患者のスポークスマンとしてマスメディアにもしばしば登場し、また多数の著書も刊行し、そのなかで自らの人生史を公表してきた。彼がこれまで語ってきた人生史と、この人生紙芝居との最大の違いは、若い看護学生が、その人生史の物語を聞き取り、紙芝居という形式で再構成したことにある。

果たして、この人生紙芝居に、ケア効果というものがあったのだろうか。これについて、私たちに言えるのは、本人が積極的に参加してくれたということ、完成したものを見て、とても喜んだということ、それから、療養所の来訪者に藤田さんが自分の人生史やハンセン病問題のことを語る「語り部」活動の際に、この紙芝居を使ってくれたということ、ハンセン病問題の啓発の集まりなどで、本人のいないところで上演をさせていただいた際にも、非常に好評であったということのみである。

「人生史」を再構成し、証人の前で演示する

右に見た三つの実践を、誰の人生史を、誰が誰に語り聞かせるのか、という視点で考えると、その構造の異同が見えてくる（表3）。

ライフレビューとディグニティセラピーでは、患者の人生史の再構成を、患者自身が行い、人生紙芝居では、それをケア者（右の例の場合はケア者となっていく学生）が行っている。

再構成された人生史はすべての実践で、証人・聴衆としてケア者が介在しており、人生史の再構成の証人としての役割を果たしていると言えるだろう。再構成された人生史は、ライフレビューと人生紙芝居では、大抵の場合は周囲に他の患者やクライエントがいる状況で演示《パフォーマンス》（読み聞かせや上

表3　人生史の再構成、その証人・聴衆、演示

	（人生史の再構成）	（証人・聴衆）	（演示）
●ライフレビュー	被ケア者が自らの人生史を再構成して	ケア者・同病者に	語り聞かせる。
●ディグニティセラピー	被ケア者が自らの人生史を再構成して	ケア者・近親者に	制作物を介して語り聞かせる。
●人生紙芝居	ケア者が被ケア者の人生史を再構成して	ケア者・同病者・近親者に	制作物を介して語り聞かせる。

演示）が行われる。ディグニティセラピーでは、聴衆は患者自身が指定するので、本人が特に望まない限りは、不特定の同病者に生成継承文書が明かされることはない。

演示の形式については、ライフレビューでは、通常は患者自身が直接語るが、ディグニティセラピーと人生紙芝居では、制作物を介する。ここにはナラティヴがもつ自由さが表れており、テクスト、ビジュアル、音声などをさまざまに組み合わせた演示が可能になっている。

心のケアとしての効果の実証

これらの三つの実践は、解釈的ナラティヴ・アプローチであり、なおかつケアとして成立していると、筆者は思う。

しかし、そもそもケアとして成立するということはどういうことなのかを考える必要がある。ラ

イフレビューとディグニティセラピーは、明らかに心のケアを直接の目的としている。これに対して、人生紙芝居は、患者のナラティヴを解釈することそのものが主な目的であり、その際に生じる「副産物」としてケア効果があるかもしれない、という実践になっている。

このうち、心のケアを直接の目的とする実践の場合は、今日のヘルスケア制度のなかでは、身体的な治療と同じように、ケア効果があることを立証することが求められるだろう。その実践が確かに目的を果たせているかを立証しなければ、それを行う意味や正当性があるのかと疑問視されかねないからである。

そのために、できるだけ多くの患者を参加させて効果を検証し、可能であれば、その方法と別の方法のいずれかを無作為に割り付けて実践し、その効果を比較するランダム化試験を行うことが望ましい。さらには、そういった検証が複数の独立した研究者の手によって行われていて、それらを横断的に分析した検証（メタアナリシス）がなされていれば最もよい。こうして、より高いレベルのエビデンスを得ることで、医学的な価値が認められ、臨床現場で行うことが推奨され、標準的な方法として普及しやすくなるというのが、今日のエビデンス・ベイスト・メディスン（ＥＢＭ）の考え方になっている。

実際に、ライフレビューとディグニティセラピーでは、臨床研究によってケア効果がどの程度あるのかが調べられてきた。ライフレビューは、その歴史の古さと、適応対象の広さもあって、メタアナリシスというエビデンスレベルの高い報告もされている。その一つでは、鬱症状をもつ高齢者での検証を行った二〇件の研究論文が分析され、薬物療法や心理療法で見られるのと同等の効果が見られると結論づけている（ただし、ランダム化比較試験が行われていないことも指摘している）。[41]

ディグニティセラピーでは、チョチノフがこの方法を考案するまでに、患者への実態調査によって尊厳感情の構成要素を明らかにする研究を行ったことを見たが、彼らは効果の測定についても徹底した研究を行っている。

二〇一一年の論文[42]では、多施設ランダム化比較試験を報告している。カナダのウィニペグ、米国のニューヨーク、オーストラリアのパースで緩和ケアを受けている患者を対象として、ディグニティセラピー、クライエント中心ケア、標準的緩和ケアのいずれかを受ける三つのグループに無作為に振り分けた。およそ一〇〇人ずつの規模になった三つのグループを、ケアの効果がどれほど見られるかで比較した。その結果、三種類のケアを実施する前と後とで、苦痛（鬱や苦悩の強さ）の改善の度合いに有意差は認められなかったが、ディグニティセラピーを役立ったと答えた人は、他の二つの方法を受けたグループよりも有意に多く、生活の質の改善、尊厳感の改善、家族の自分に対する見方の向上を感じ、家族の助けになると感じる可能性がより高かったという。

チョチノフとは別の研究者によるメタアナリシスも報告されており、二八件の研究論文を分析した結論として、「エビデンスによって、ディグニティセラピーが有益であることが示唆される」と述べている[43]。

しかし、こうした論文を読みながら、一つの素朴な疑問が生じる。本質的に構築論的ヘルスケアである方法を、実在論的な方法によって検証することが、はたして適切なのかという点である。ライフレビュー、ディグニティセラピー、人生紙芝居といった、患者の人生史に向き合い、それに関心をもって人生の物語を傾聴し、それを再構成して、証人や聴衆の前で演示する手法は、本質的に実在論的なものであるＥＢＭの方法論で価値を認められなければ実践する価値がないのだろうか。

このような疑問を抱く背景には、実在論的ヘルスケアと、構築論的ヘルスケアがそれぞれに拠って立つ倫理の違いがある。第三章で触れたように、実在論的ヘルスケアを行おうとするケア者にとっての行動規範は、標準化されたケアの提供であり、その基盤には、公平性という倫理原則がある。すなわち、同じ状態の患者には原則として同質の治療が提供されるべきだという考え方である。これを重視すれば、ある実践を行った結果、一人や二人の患者が満足することよりも、その実践が多数の患者に効果をもたらすという確証を得ることのほうが優先される。

他方の構築論的ヘルスケアにおいては、ケア者の行動規範は個別化されたケアの提供であり、その基盤となるのは、公正性という倫理原則である。これは、治療が有益であるか否かの評価を、ケア者ではなく、治療を受ける患者自身が行うべきだという考え方である。だから、問題は、目の前にいる個々の患者がどう評価するかにある。多数の患者による検証で効果が立証できなくても、それを大いに喜ぶ患者がいれば、ケア者の側のもつ資源が許す限りは実施すべきだということになるのである。

人生紙芝居を考案した奥田は、これを「レクリエーション」として位置づけている。レクリエーションであれば、治療やセラピーとは違って、エビデンスを証明しなくても、楽しそうだからやってみようというシンプルな理由で普及していくかもしれない。

しかし、彼女には、「ケア者が、ケアする相手である高齢者の人生史を知らないままでケアをしていてよいのか」という、明確な倫理的動機があったことも、また確かなのである。

さて、これらの実践例から、ナラティヴ・アプローチがケアになるための仮説として、〈ケア者が積極的に関与して、被ケア者の人生史を再構成して、それを証人・聴衆の前で演示することが、心のケアになる〉というものが導けそうである。

しかし、そうすることがなぜケアになるのだろうか。この問いについて考えるのは、調停や介入という、ナラティヴ・アプローチの別の側面を見てからのほうがよいだろう。

第5章

複数のナラティヴの前で

調停的ナラティヴ・アプローチ

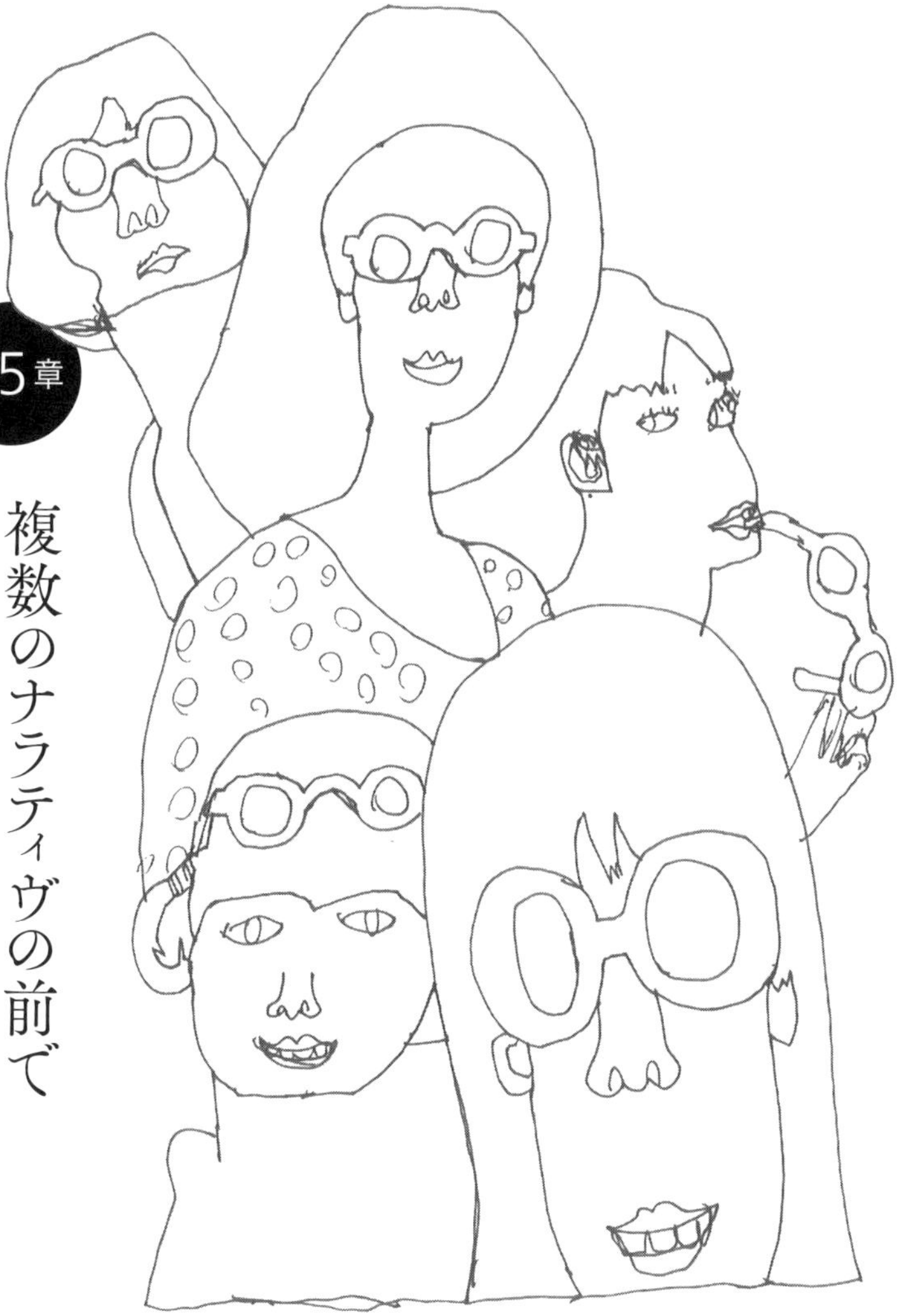

1 ナラティヴの不調和

対立し合うナラティヴ

ケアをする者とされる者――ここまでは、この関係性を二者のあいだのものであるかのように考えてきた。しかし、第三章（八四頁）で触れたように、少なくとも職業的なケア者は、一人の患者だけの前に立っていればよいということはあり得ない。

ヘルスケアは、それが制度として成立する限り、少数のケア者が多数の被ケア者を扱うというしくみのものとならざるを得ない。仮に、一人の患者に対応する場合でも、ケア者が向き合わなければならないのは、必ずしもその患者だけとは限らない。患者の周囲には、配偶者や子ども、親といったさまざまな人たちがいて、その人たちの話を聞いたり、要求に応じたりすることも求められる。さらには、ケア者の側にも、専門性を異にする人たちが協働している。そういったさまざまな立場の人たちが、それぞれに〈私の物語〉を抱えている。本章で考えるのは、こういった複数のナラティヴを前にしたナラティヴ・アプローチである。

最初に考えるのは、それらのナラティヴが対立し合うという、不幸な事例への向き合い方である。そのような事態は、「ちょっとした行き違い」程度のものから、訴訟に発展するものまで、深刻さの度合いはさまざまである。次に示すのは、実話にもとづいて再構成した、一人の看護師の独白である。

＊＊＊

その患者様は八十代の男性で、慢性的に低肺機能状態の方でした。あるとき、肺炎を起こされて、呼吸不全が非常に強く、意識レベルも下がったので、医師は「一時的に人工呼吸器を使う」とお考えになりました。

医師は、ご家族に要点を手早く説明していました。呼吸状態が悪く、救命のために気管切開を行って人工呼吸器をつける必要があること。人工呼吸器をつけた場合、必ずしもつけっぱなしになるとは限らず、状態が改善すれば、それを外すこともできるということ。ただし、状態が改善しなければ、外せなくなることもあるということ。

奥様は、「本人は延命治療を望んでいないと思うので、呼吸器をつけたら、納得してくれるかどうか分かりません」と言っておられました。しかし、その状況で呼吸器をつけず、そのまま見送るというようなことはとてもできないご様子でした。

医師が、「気管切開と、人工呼吸器を行うということで、よろしいのですね」と、念を押して聞いた際には、「呼吸器がついていることにショックを受けると思いますので、精神面のケアをお願いします」と話されました。それから、当院の「代諾者の方用の承諾書」にもサインをされました。

呼吸器が取りつけられ、患者様は翌朝に意識を回復されました。私が訪室したところ、奥様が言っておられた通りで、ショックを受けているご様子でした。

人工呼吸器をつけていても、どうにか声が出ていました。途切れ途切れに、「どうして」とおっしゃっているんです。「どうして呼吸器をつけたんだ」と、そう言っているんです。奥様のほうは、下を向いたまま泣いていて、いたたまれないようなご様子でした。

その後、患者様の状態は改善せず、人工呼吸器からの離脱はできていません。医師も呼吸器は外せないと、何度も患者様と奥様に説明しておりました。

患者様はことあるごとに、「呼吸器を外してくれ」と訴えるんです。もう声は出ませんが、怒りのこもった目つきで、手を動かしてそういう仕草をするんです。夜間も眠れていないご様子です。奥様からのご要望もあって、眠剤を使っていますが、入眠して、また目が覚めると同じように手を動かすんです。

時間とともに落ち着かれる患者さんが多いのですが、この方はなかなか納得されませんでした。医師に「もう十分だ、死なせてくれ」と書いた紙を渡されたそうですが、医師は「呼吸器を外して死なせるなんて、安楽死みたいなことはできません」と答えたそうです。

＊＊＊

ここには、複数の人のナラティヴが併存していて、しかも不幸な形でぶつかり合っている。前の章では解釈的ナラティヴ・アプローチを考えたのだが、この看護師は、その実践を複数の人について行わなければならない状況に置かれている。一人一人のナラティヴを、じっくりと解釈して、それを医療ケアに活用していこうというよりは、誰もが望まなかった展開になっている事例で、これから患者や家族とどんな対話をしていけばよいのかという切羽詰まった状況がここにはある。

ここまでの経過のどこで対話のボタンの掛け違いが起こったのかは明らかで、肺炎を起こした際に、人工呼吸器を装着するという意思決定をしている時点に違いない。しかし、そこにはいくつかの難しい要因があった。

まずは、人工呼吸器を装着するならば、素早く決断しなければならないという時間的な切迫性があった。第二に、その時点では、人工呼吸器を装着することが、患者の望まない「延命治療」にあたるかどうかを判別するのが難しかった。なぜなら、医師は人工呼吸器の装着は「一時的」なもので、呼吸の状態が安定すれば外すこともできると考えていたからである。

こういった難しい要因があったために、患者が「延命治療」を望んでいないという妻の話があったにもかかわらず、それを尊重する結果にはならなかった。

医師は人工呼吸器の取り外しを「安楽死」と同一視して、自分には実行できないと考えている。時間を巻き戻すことはできず、呼吸器の取り外しもいまはできないというこの状況でどうすればよいのか、誰もが答えを見いだせずにいる。

ケア者はここでどうにか対話を試みて、患者、家族、そして自分たちのあいだに生じてしまった溝を埋めなければならない。

こうした状況で、主だった人たちの考え方を調停して、集団としての合意を導く行為は、最近では「意思決定」とか「メディエーション」、あるいは「倫理調整」などと呼ばれたりしている。ナラティヴという概念で説明するならば、ケア者は複数の人たちのナラティヴを前にして、その「調停」をはからざるを得ない状況に置かれていると言えるだろう。各々のナラティヴがどのようなものので、何を望み、何を拒んでいるのか。現状をどうとらえ、どのような未来像を描こうとしているのかなどを、注意深く検討して、その不調和の原因を見据える必要がある。

〈患者のナラティヴ〉

患者は、到底承服できない状況に置かれていて、これを脱すること、すなわち延命治療の中止を強く望んでいる。

しかし、「延命治療の中止」という一点にだけ、患者の意向があるわけではないだろう。真に患者の物語と言えるものを理解しようとするならば、その背景にあるものをとらえなければならない。

本来は患者自身がそれを家族や医療従事者に語ることによって、他人が理解できるものとなる。しかし、この状況では、患者は怒りの感情を表出しながら、ひたすら「呼吸器を外してくれ」と訴えるばかりである。

〈妻のナラティヴ〉

妻は、結果として、患者が望んでいなかった延命治療を自分が認めたことで、いまの状況を招いてしまい、取り返しのつかないことをしてしまったように後悔している。このような事態になることはある程度分かっていたので、医師らに精神面のケアをしてほしいと望んだのだが、それは「眠るお薬」と説明されたものを投与することのみだった。

しかし、その薬は、夫を眠らせるだけのものとしか思えない。目覚めれば恨みごとを言われ、また薬で眠らせるということの繰り返しになっている。

こうして、妻にとっての〈私の物語〉は、時間軸の上を前後に行き来しながら動揺し、混沌としたものになっている。

〈医師のナラティヴ〉

医師は、難しい問題に際して、「疑わしきは生命の利益に」という方針で臨んできた。この患者が延命治療を望んでいないという話は聞いていたが、初期の時点ではそれが延命治療であるという判定はできなかった。そのような「グレーゾーン」では、生命の利益をとって治療を行う選択がなされるべきだと信じている。だからこそ、この医師は繰り返して患者や家族に説明をするようにしており、今回も意識のない患者の代わりに、妻に何度も念を押したのだった。

海外では、挿管が後戻りのできる選択であることは、彼も文献で読んで知っている。つまり、呼吸の改善が見られなければ、患者の意向に沿って人工呼吸器を離脱する選択も、海外ではなされているのである。しかし、日本ではそのようなことを行える医学界のコンセンサスがない。誰もやっていないことを、自分が実行することはとてもできない気がしている。

〈世間の物語〉

こういった当事者たちのナラティヴのほかに、ケア者たちの頭には、「世間の物語」のようなものが思い浮かんでいるかもしれない。事実として、ときおりこうした事例が「事件」として報道される。メディアの論調は、しばしばケア者を批判するものになる。起訴されたり裁判になったりする例は多くないにせよ、少なくとも報道の出始めの時点でメディアが流布するのは、医師などを非難するストーリーであることが多い。

実際には、生命維持治療の中止で警察の捜査対象となった事例のほぼすべてが不起訴となっていて、検察は刑事責任を争う裁判を維持することはできないと見なしている。逆に言えば、裁判所によって生命維持治療の中止に必要な条件が明確に示され、その後の判断基準となるような事例が発生していない、ということでもある[1]。

医師たちは「世間の物語」を恐れて、生命維持治療の中止に踏み出すことができない。いったん取りつけた呼吸器は外せないという思いが足かせとなって、前にも後にも進めない状況になっている。

2　調停における実在論と構築論

「正しさ」の根拠

複数の人たちのナラティヴの前に立ち、しかもそれらが調和していないという状況で、これらを等しく扱い、平和的な合意形成へと導くには、何らかの形でコミュニケーションを行うしかない。調停のためのコミュニケーションには、個人間の会話から、弁護士を立てて争われる裁判まで、きわめて多様なものがある。それらをナラティヴの調停として眺めてみると、ここでも物事を〈人間の認識とは独立して存在する〉と見なす実在論と、〈人々の認識によって社会的に構築されている〉と見なす構築論とがあり、両者はまったく違った対話のモデルを描かせる。

正しさというのは、当然のことながら人間が判断するものであり、その意味では人間の認識と独立しているはずはない。しかし、そこでいう人間とは、一般化された意味でのものであり、その場に居合わせている人たちというわけではない。

この個別的でローカルな対話空間において、実在論的な調停を行うということは、正しさの根拠が、少なくともそこにいる人たちの認識に左右されることなく一元的に定まっていて、適切な推論を行えば正しい判断にたどり着けるとの前提に立つ。この場合の対話の目的は、その正しさの根拠を全員が理解して共有することであり、個別的な問題に対して適切な推論を行って正解にたどり着くことにある。

これに対して、構築論的な調停では、そこにいる人たちの認識次第で、何が正しいかは変わり得るとの前提に立つ。正しさの根拠は多元的であり、それらについて、そこに居合わせた人たちがどう評価するか次第で、同じ問題でも違った判断にたどり着いてよいと見なす。対話の目的は、正しさの根拠をすべてテーブルの上に並べて、その値踏みをそこにいる人たち全員で行い、全員が最も妥当だと考える判断を導くことにある。

実在論的な調停の一つの極が、原始的な託宣のような、権威主義的な意思決定である。正しさの根拠を的確に見きわめられると見なされる権威者が、一元的に正しさの判定を行い、それを全員に申し伝える。

医療では、一九七〇年代までは、医師が正しさを見きわめる能力をもつ権威者としての役割を担っていた。のちに「パターナリズム」と呼ばれることになるこの図式のもとでは、医師が患者に病名を告げずに治療を始めることも、具体的な説明もなく研究の被験者にすることも、特段に珍しいことではなく、医師と患者のコミュニケーションは、とても対話と呼べるものではなかった。

それが通用していたのは、第二章で考えたように、ヘルスケアにおけるコミュニケーションの成否の責任はケアする側にあるという片務性に加えて、第三章で考えたように、医師たちの信奉する実在論的な疾病観のもとで、ケアする側がつねに正解を言えなければならないという、これもまた片務的な倫理観が、医の倫理の核心にあったためである。医の倫理は、「私は私の能力と判断をつくして患者のためになるよう養生法を施し、害となるものを決して与えない。たとえ依頼を受けたとしても致死薬を与えず、そのような相談にも応じない」と書かれた「ヒポクラテスの誓い」から二千年あまりにわたって、大きく変わることがなかった。要するに、〈恩恵を与え、害をなさず、秘密を守る〉という職業倫理がずっと通用してきた。

こうした片務的な医の倫理に対して、患者の側の義務を比較的早期に明言したのは、社会学者のタルコット・パーソンズだった。彼が一九五一年の著書で示した病人役割モデルsick-role modelでは、病人には特有の権利と義務とが生じるとされた。[2] 権利とは、①病気になっているあいだは、通常の社会的役割にともなう責任を免除される権利、②回復するための支援を受ける権利の二つである。義務とは、①回復するよう努める義務、②医師らの技術的に有益な支援を求め、医師に協力する義務の二つである。このモデルが成り立つのは、医師の援助によって治療が奏功し、患者がすみやかに社会に復帰できるという前提があってのことであろう。

パーソンズの時代は、十九世紀の麻酔法・消毒法の確立に始まった外科術がめざましい進展を遂げ、抗生物質の発見などによって恐ろしい感染症が制圧できるように見えていた時代であった。しかし、二十世紀の後半になって、人々が抱える病気の中心が慢性疾患つまり「治らない病気」になった頃には、彼の理論はあまり当てはまらなくなった。手術も薬物も決定的なものとはならず、患者はいつまでも病人であり続け、医師は有能性を容易には証明できなくなったからである。

一九七〇年代になると、大した効果もあげずになされ続ける医療ケアを「過剰」と見なす批判が強まった。その核にある概念が、ジェシ・ピッツ、エリオット・フリードソン、アーヴィング・ゾラ、イワン・イリイチらによって展開された「医療化 medicalization」である。医療化とは、「日常生活のなかでの問題 badness」が、近代医学によって病気と見なされるようになり、医学的管理のもとに置かれ、結果として医療専門職による統制が強まった、というとらえ方である。

こうした批判的なまなざしは、誕生から死に至るあらゆる局面に向けられた。たとえば妊娠出産が産科医によって管理され、かつては自宅であった分娩の場所が病院に移行したこと[3]、性格や行動の異常が病気や障害として診断されるようになったこと[4]、児童虐待[5]、酒や薬物などをやめられない人たちが依存症の患者と見なされるようになったこと[6]などである。

医療化という批判的言説は、ほぼ同時代に生まれた生命倫理 bioethics に流れこんだ。生命倫理は、一九三〇〜四〇年代に、ナチスドイツの医師らによって行われていた残虐な人体実験や重度精神障害者らの大量殺害を断罪したニュルンベルク医学裁判に端を発している。

この裁判の衝撃は、医師でさえも、ときには常軌を逸した行為をなし得ることを証明したことにあった。この衝撃は、被験者の承諾なき医学研究を禁じるニュルンベルク綱領として明文化され、医療専門職の判断を「職権」とか「裁量」という名のもとで秘められたものにしておいてはならず、意思決定の過程を開示し、患者の側にも自律性《オートノミー》を認めるという医の倫理の大きな転換の契機となった。

第三章で触れたように、伝統的な医の倫理は、政治的権威に対して、医師集団としての自律性を確保することを目的の一つとして形成されたのだった。ヒポクラテスの誓いから二千数百年の歳月を経て、医師たちは「正しさ」の根拠を知る者としての立場を大いに弱めることになった。患者に丁寧に説明をして、その意向を知り、医師以外のコメディカル・スタッフの言うことにも耳を傾けて、調停を行わざるを得ない状況が現れたのである。

裁判

対立し合う複数のナラティヴを調停すると言うと、裁判のイメージが思い浮かぶかもしれない。裁判こそ、最も古い伝統をもつ調停のしくみだろう。裁判では、訴える側のナラティヴと、訴えられる側のナラティヴとが開陳され、そのどちらが説得力をもつかが争われる。実際に、法律学者たちのあいだでも、裁判をそのような視点でとらえる人は少なくないらしい▼7。

しかし、法そのものがもつ特性や、裁判というしくみが構造的にもっている問題も指摘しておかなければならない。

まず、裁判を法に裏づけられた対話空間としてとらえた場合、その対話は、訴えを起こした「原告人」と、訴えられた側の「被告人」の争いという構図で設定されることになる。私たちが日常行う対話は、むしろそのような対立構図になることを避けようという配慮に満ちているのだが、こと裁判となれば、そのような対立構図のなかで戦わなければならなくなる。

第二に、裁判の対話の焦点は、訴えられた側の行為が、違法性を問えるほどに不当だったと言えるかという、最小限の責任認定に限定されてしまう。その結果、多くの人が通常抱いている倫理観とはかけ離れた結論が導かれることも生じる。たとえば、長年にわたって自分の娘と性的関係をもっていた父親に無罪を言い渡した判決が、大きな社会的論争を巻き起こした。裁判所は娘との性行為を公認したわけではなく、単にその父親の行為の法律上の不当性を認定できないと考えただけなのだが、多くの人が裁判というしくみのもつ欠点を知ったはずである。

その一方で、裁判の最大の利点は、対話を拒絶できない点にある。他の手段では、お互いが対話のテーブルにつかない限り何も始まらないのに対して、裁判は訴えられた側が拒絶しても進められ、判決がくだされ、その結果が執行される。

第三に、法にもとづく対話は、本質的に実在論的な調停の範疇を出にくい。当然ながら、裁判では法こそが正しさの根拠である。原告と被告という異なる立場の人の声を公平に開陳させるという意味では、裁判は構築論的なしくみに見えるのだが、裁判官は法という一元的な正しさの根拠に照らして争いを調停する。証拠をどう見るかには解釈の余地があり、また法も実際の紛争への適用に際しての解釈の余地があるために、裁判所によって違う判決がくだされ得る。

そのような解釈の余地の問題に対処するために三審制があり、多数の陪審員や裁判員を動員して見解を聞くしくみがあるのだが、それでも、裁判官は、〈人間の認識によって判決が変わり得る〉という立場をとることは滅多にしない。なぜなら、判決をくだしてその結果として科される刑罰や賠償金の支払いを強制する（刑法にのっとった裁判では、死刑すら宣告する）のだから、場合によっては違った判断があり得るとか、判決そのものが間違うこともあり得ることを認めるわけにはいかないからである。

最高裁判所では、裁判官どうしの見解が分かれた際に、判決と異なる少数意見を開示することがあるが、それが判決の信頼性を揺るがせるような位置づけを与えられることはない。

倫理委員会

今日の医療に広く普及している調停の形式として、倫理委員会というものがある。委員会形式の対話は、遺伝子組み換え技術が登場した一九七〇年代から、脳死・臓器移植、終末期医療、生殖医療、遺伝子治療など、「先端医療」と称される医療技術や、それらがもたらした新しい倫理的問題について、国や専門家団体が意思決定を行うために発達した。

日本では、一九八三年に厚生大臣の私的懇談会として設置された「生命と倫理に関する懇談会」が、のちの倫理委員会のひな形になったとも言われる。[8] これは、多様な領域の有識者が集まって意見を述べ合うという、一つの対話のしくみである。医学や生命科学など、その医療技術を研究したり、臨床で実践したりする人のほかに、哲学や宗教学、法学や社会学など、人文社会科学系の有識者が招かれた。その背景には、患者の自律性を認める医の倫理の転換があった。

ただし、対立し合う複数のナラティヴを調停するしくみとしてとらえ直すと、倫理委員会にも特有の難点がある。まず、誰が招かれるのかという問題である。

委員会に招かれるのは、その領域の有識者や権威者と見なされるような人たちであろう。「懇談会」という初期の名称が象徴するように、有識者たちには個人的で自由な発言が奨励されたのかもしれないが、各領域を代表して招かれたただ一人の参加者なのだから、その領域の専門家たちの意見を概括するような見解の陳述が求められたはずである。自分の領域に、AとBという二つの意見があるならば、委員はその両論を委員会で示すべきで、一方の意見だけを示すのは不公正だと見なされうる。その場合、A、Bの各々の見解を主張する人を招けばよいのかもしれないが、その場合でも、委員に求められるのは、AやBという意見をもつ人たちの代弁であり、個人的な意見を自由に述べることではない。

このように、倫理委員会とは、そこに招かれた分野とか、異なる見解というカテゴリーの会合なのである。このために、招かれるカテゴリーの設定、委員の人数の配分などを微妙に調整することで、委員会を開設する人が恣意的な運用をすることも可能なしくみだと言わざるを得ないのである。委員会を構築論的なものとするためには、こうしたことを念頭に置いて、委員構成のルールを定めるとともに、委員が自分の分野の代弁者であるだけでなく、個人としての意見を自由に述べられるように運用し、開設者にとって意外な結論が出たとしても、それを受け入れなければならない。

倫理原則

裁判における原告と被告の対立構図、委員会におけるカテゴリー化された委員構成のように、対話に参加する人の立場を多元化するしくみに対して、正しさの根拠を多元化するしくみとして発明されたと言えるのが、「生命倫理の原則」というものだった。

米国の倫理学者のトム・ビーチャムとジェームズ・チルドレスによって考案されたこの方法論は、自律尊重、無危害、恩恵（善行、仁恵）、正義という四つの原則を設定し、対立し合う見解を、これらの原則のいずれかによって根拠づけるというものである。

これらは、自由主義、共同体主義、義務論、帰結主義といった、相互に対立し合う現代倫理学の異なる規範を、等価のものとして併存させようという仮定のもとでつくられた。原則のあいだには序列がなく、基本的には等しい価値をもつものと見なされる。そのために、具体的な問題での判断をめぐる対立に際して、以下のように「原則と判断のセット」が複数並列される結果になる。


判断1は、原則Aによって支持される。

判断2は、原則Bによって支持される。


対話という観点から言えば、この方法論の優れた特徴は、思想信条を共有しない相手に対して、倫理原則を使って自分の立場を説明し直すことを強いる点にある。たとえば、「同意のない性行為によって妊娠した女性が中絶を希望している場合、それを認めるべきか」という問題について、あくまで中絶を認めない立場をとるカトリック教徒が、その理由を説明する場面を考えてみよう。聴衆が信仰をもっているとは限らないのだから、宗教の概念を持ち出すわけにはいかない。そこで、万人に通じる倫理原則を使って説明を試みる。中絶によって魂が損壊されるという意味で、無危害原則が使えそうである。

これに対して、中絶容認論者たちの側も、フェミニズムの信念や性暴力の残酷さといったものに訴えるのではなく、「女性の意思を尊重する」という意味で、自律尊重原則という別の原則によって自分たちの立場を説明する。

こうして、この問題をめぐる対立が、次のように単純な図式で示される。

中絶を認めない判断は、無危害原則によって支持される。
中絶を認める判断は、自律尊重原則によって支持される。

倫理原則のあいだに、特に優劣関係が設定されていないため、この図式のなかでは、二つの判断は完全に等価なものとして対置されるのみである。

自分がかたく信じてきた信念が、このように単純化された図式のなかに収められているのを見て、腹立たしく感じる人もいるかもしれないが、「この問題に限っては、二つのうちのどちらを選んでもよいかもしれない」と考える人もいるかもしれない。

実際に、中絶問題をめぐって、カトリック教会の見解から距離をとったキリスト教徒は非常に多い。彼らはカトリックそのものから離脱したのではなく、教会の教えと実際の問題における判断とのあいだに、ケースバイケースで判断する余地を見いだしたのである。倫理原則によって単純化された図式のなかでは、そのような余地を見つけやすくなるのである。

中絶問題に限らず、生殖医療の新しい技術や、終末期医療での生命維持治療など、宗教的・伝統的な規範と、臨床現場で生じている個別的事例での判断とのあいだの適合性に疑念が生じるなかで、倫理原則は新しい意思決定の方法論として広く知られるようになった。

臨床倫理とメディエーション

しかし、生命倫理の諸原則は、強い批判にさらされもした。とりわけ、ナラティヴに関心をもつ人たちからの受けは悪かった。本書でたびたび取り上げてきたリタ・シャロンは、生命倫理が医師と患者の関係を敵対的なものと見なすことで、臨床実践に弊害がもたらされていると痛烈に批判した。[9]

生命倫理は、少なくとも北米においては、医療倫理を法律や裁判によって歪め、インフォームド・コンセントや、事前指示（意思表示が不可能となる場合に備えて、あらかじめ患者が治療方針などについての意向を指示しておく文書）、倫理委員会、利益相反の開示といった「契約的防衛手段」ばかりを考案してきた。その結果、患者や家族とろくに話もせず、彼らに「治療選択を丸投げする医師」さえもつくり出した。第三章でも触れたように、シャロンにとっての医の倫理は、患者の語りを真摯に傾聴し、その意味を立体的に解釈するための対話こそが重要であり、「患者の深い抑うつに耐え、そこから逃げ出さずにいられる能力[10]」を要する。

シャロンが主張するような、対話が重要であるという問題意識はすぐに広がり、二〇〇〇年前後には対話が医療倫理の中心に置かれるようになった。生命倫理の原則を持ち出して論点を整理するよりも、前に示した、肺炎患者が人工呼吸器を外してほしいと望んだ事例のように、まずは立場によるナラティヴの違いを明らかにしたうえで、それらが調和するように対話的手法によって調停を試みるのである。[11]

調停を行う組織的な取り組みとしても、倫理委員会や審査会のようなフォーマルな組織に加えて、臨床現場の対話を促すために、コンサルタントやファシリテーターが仲介する形式が採用されるようになった。倫理委員会形式のほかに、倫理の専門家を病院に配属してスタッフの相談に応じる臨床倫理コンサルテーションや、倫理の研修を受けたスタッフがファシリテーターとなって話し合いの場を設定する倫理検討会など、新しい形式が試みられている。

もう一つ、わが国では「医療メディエーション」と呼ばれる対話的手法が広がりを見せており、制度としても整えられつつある。和田仁孝らは、裁判のように法的な文脈で紛争を規定したうえで解決を図るモデルではなく、紛争当事者の心理的葛藤や社会的課題、法的問題を広く視野に入れて、当事者たちが主体的に紛争を解決できるように統合的に支援することを目的に、米国などで発達した裁判外紛争手続などのしくみを、日本の医療現場に適応するものにつくりかえてきた。医療メディエーションの原則的な考え方は、①制度側の観点でなく当事者の視点をとる、②認知・解釈の変容問題として紛争をとらえる、③紛争を関係的実践の動態たる交渉過程ととらえる、という三つの視点を仲介の柱にすることだとされる[12]。

このように、構築論的な調停のしくみが、次第に日本の医療現場に導入されつつある。先ほどの事例のように、日常的にヘルスケアの現場で生じているナラティヴの不調和を調停しようとする際には、裁判や倫理委員会に判断を委ねるのは現実的ではなく、構築論的な調停を行うことで、ケアをする側もされる側も納得のできる選択をしていくしかない。

3 ナラティヴの調停が「ケア」になるとき

複数のナラティヴを調停することのケア効果

ここまでは、複数のナラティヴが対立し合った場合の調停を見てきた。これらは、治療方針をめぐる意見の不一致や、対立、紛争が生じた際の解決のための方法論であった。次に注目するのが、複数のナラティヴを調停する実践そのものがケアとして成立しているという事例である。

前の章の後半で、解釈的ナラティヴ・アプローチがケアとして成立する場合があることを見たが、調停的ナラティヴ・アプローチのなかにもそのようなものがある。こうした実践例として、アルコール依存症患者のセルフヘルプグループ、内在化された他者への質問、リフレクティング・チーム、オープンダイアローグという、四つの実践例を取り上げる。

(1) アルコール依存症患者のセルフヘルプグループ

アルコール依存症患者のセルフヘルプグループは、集団自己療法とも呼ばれるように、アルコール依存症という疾患をもつ人にとって、断酒を継続しやすくなるという、疾患そのもののケアとして成り立っている。そこでは、集った人たち一人一人のナラティヴが語られる。その語り合いが、〈お酒を飲まずにすごす〉という一つの効果を生むしくみとして、巧妙な調停的ナラティヴ・アプローチになっているのである。

アルコール依存症は、国際的な疾病分類にも明確に言及されている心の病いである。[13] 治療法にはさまざまなものがあるのだが、[14] 治療の効果があるかどうかは、もっぱら「飲まずにいる」という断酒の継続期間で測るしかない。その意味で、セルフヘルプグループへの参加は断酒効果が認められた、有効な手段の一つになっている。このセルフヘルプグループが有効に働くしくみの核心には、「物語の調停」が働いている。これについて、米国と日本の大学院生が行った研究を対比して紹介する。

米国のセルフヘルプグループ「アルコホリック・アノニマス（AA）」の研究は、人類学を学ぶ大学院生だったキャロル・ケインによって報告された。

AAとは、その名の通り「匿名のアルコール依存症者」の集まりであり、AAに参加する人は、自分がどこの誰かを名乗る必要はない。彼らに求められるのは、どこでどう生きてきた人間であろうと、自らを一人の哀れなアルコール依存症者にすぎないと見なし、過去に築いてきたアイデンティティを（少なくともその一部を）否定し、AAが教える正しいアイデンティティ像を受け入れるという、一種の自己放棄を行うことであり、それを皆の前で言葉にして示すことである。[15]

AAに参加する人は、自らの人生史の物語を語るが、その語りは完全には自由なものではない。あくまで、AAの教える正しいストーリーモデルに、自分の人生のさまざまな出来事や、それについての自分の評価を入れ込んでいくことが求められる。たとえば、羽目を外して騒いだ夜のことを、愉快な武勇伝としてではなく、アルコールに支配された失敗談として語らなければならない。もしも、この正しいストーリーモデルから逸脱するような語りを展開したならば、他の参加者たちから「誤り」を指摘される。

このしくみは、まさしく実在論的な調停そのものであろう。正しさの基準が一元的に決められている。ＡＡがケアとして機能するためには、その正しさを受け入れるしかない。

これに対して、日本の断酒会での語り合いを分析した、看護学の大学院生の酒井菜津子の報告を見ると、日本の断酒会では、ＡＡとは相当に異なる調停のしくみが働いている。ＡＡと違い、参加者はお互いに名乗り合い、いわば〈病者のアイデンティティ〉のみでなく〈個人的アイデンティティ〉をも共有する。実態として何年も参加し続けている人もいて、文字通りに人生史を理解しあっていることも少なくない。

断酒会にもＡＡのストーリーモデルに相当するものとして、「断酒新生指針」[16]がある。断酒会の例会が開かれる会場には、「断酒新生指針」を一人称の誓約文にした「断酒の誓」が会旗とともに掲げられ、例会の開始時に会員が文書に向かって起立をし、全員で声をそろえて読み上げることが通例である。この部分に関しては、一元的に正しいストーリーモデルを受け入れさせようとするＡＡと大差はない。

ただし、断酒会での語りでは、「言いっぱなし、聴きっぱなし」という規則がＡＡよりも徹底しているらしい。これは、他の人の発言に対して批判をしたり、注釈を加えたり詮索したりすることもなしに、ひたすら聞くことに徹しなければならないというものである。そのため、参加者はひたすら自分の話をして、他の人の話に応答するということが滅多にない。いわば「会話のキャッチボール」のない不思議な語りが繰り広げられることになる。そのため、万が一参加者が不適切な発言をした場合にも、ＡＡの場合とは違って、それを批判して言い直しを促すようなことも許されないことになる。[17]

それでどうして断酒の継続に結びつけることができるのかというと、そこには複雑な対話のしくみが働いているらしい。

以下に示すのは、それをよく示しているある断酒会での一場面である。[18] 参加者の名前はすべて仮名である。患者の妻が参加することも珍しくなく、その場合は名前に（妻）と付してある。

山田「今ね、今の焼酎は、〔中略〕あれみんな（水などで）割るようになってんだね。今生で飲むなんてできねんだわ、今」

菊池（妻）「こんなでっかい入れ物だもんね、見てるとさ」

山田「そうそう。俺らのときなんてさ、お湯割りとかさ」

山田（妻）「お湯割りなんて、気持ち悪いと思わね？　酒燗したのもやら」

鈴木（妻）「冷《ひ》やおいしいって言うもんね」

山田「やっぱりね、酒はね、一番その酒源が分かるのが冷やなんですよ。だから、ほれ昔の殿様なんて冷やで飲んでたんでしょ、燗してなんて飲まないんですよ」

鈴木（妻）「でもね、うちの実家の父親がね、冷やだけは飲ませんなって言われた」

山田「うん、体壊すからね」

鈴木（妻）「うん、体壊すから、冷やだけは飲ませんなって私言われたったわ」

本間「ここ〔妻〕の親父さんなんかも、ぜって冷やでは飲まんかったよ」

本間（妻）「うん、燗」

本間「夏でも何でも燗して飲んでたった」

鈴木（妻）「冷やではよくないから、燗して飲ませてって父親に言われたった」

山田（妻）「うめーと思ってさ。M〔地名〕のさ、K〔酒の品名〕。あれはうめかった。ものすごい飲み口がいい」

このように、話は酒を割って飲むか、冷やで飲むか燗で飲むかという話から、ついには酒が美味いという、断酒会としてはあるまじき内容へと展開してしまっている。果たしてこのあと、何が起こったか。この直後に発言したのは、菊池さんの妻だった。彼女の語りは、それまでとは打って変わって、前の人の発言に呼応していないもの、「キャッチボール」のない一人語りのようなものになっていた。

菊池（妻）「私なんかさ、まさかさ、こんな病気あると思わんかったっけさ。最初さ、（夫と）一緒になって飲んでたけどさ。毎日じゃないけどね、私が燗してさ、ちょうどいいやんばいに燗してさ、そんで最後までは飲まんけど、一杯か二杯はさ、いっつも飲んでたんだよ。だんだんだんだんだん、毎日飲むようになってきたろ。そのうちに出かけるように……（中略）田舎のね、在郷から出てきたみたいな、遊び行くところなんて分からないみたいなのがさ、だんだん遊び行くようになったしさ」

こうして、菊池さんの妻は、自分の失敗談を延々と語る。この語りには、これがアドリブでなされたことが信じがたいほどに複雑な要素が盛り込まれている。

まず、それまでの会話のテーマを受け継ぎ、酒を燗で飲むという内容で始まっている。しかし、それに続くストーリーは、のちに依存症者となった夫とともに酒を飲み、やがて飲酒の頻度が増し、飲み歩くようになってしまったという、自らの失敗談になっている。しかも、彼女は山田さんの妻を含め、調子に乗って不適切な話を弾ませた人たちを一切非難していない。あくまで自分の失敗談を語り、これによって、その後の対話の流れを見事に修正したのである。

このようなことを、菊池さんの妻がどこまで自覚的に行ったかは分からない。しかし、こうした軌道修正のような語りが、断酒会の対話の折々になされていた。

断酒会での語り合いがケアとして働くしくみも、本質的には実在論的な調停と言える。なぜなら、「正解」はあくまで飲酒を否定することにあり、いかにして参加者たちがそれを受け入れ、誤ったナラティヴを修正して、依存症の治療という観点から見て正しいナラティヴに沿った認識や行動をたどっていくように導くことに主眼が置かれているからである。

ただし、AAと比較すると、断酒会のほうがより構築論的な調停のしくみになっている。個々のナラティヴが「誤ったもの」だったとしても、それらは直接的には否定されず、他の参加者たちは自分のナラティヴをもち出して、それが誤りであることを示唆するにとどめ、誤った本人が自ら気づき、自ら改めるよう期待するだけなのだから。

(2) 内在化された他者への質問

心理療法やカウンセリングのなかには、家族や夫婦、恋人、親友などの関係にある複数のナラティヴを調停するかのようなものがある。

ナラティヴ・セラピーの考案者の一人であるデイヴィッド・エプストンは、そうした実践のなかで、「内面化された他者への質問 internalized other interviewing」を採り入れた。これは、カルガリー大学精神科教授のカール・トムらが考案したとされ[19]、エプストンは「ニュージーランド版夫婦療法」と名づけて、ナラティヴ・セラピーの一環として実践している。エプストンは、対立関係にあるカップルの対立を緩和するために、クライエントの意表を突くような質問をする。次の例は、夫婦に対するカウンセリングのなかで、妻に向けた質問である。

「ジル〈妻〉。私がもしも次のような質問をジャック〈夫〉にしたとしたら、彼はなんと言うと思いますか。『ジャック、過去一〇年間の関係の悪化について、あなたはどう説明しますか』」[20]

カウンセラーが妻にそう尋ねるのを、目の前で夫が聞いている。その夫の視点で考えてみれば、これが非常に手の込んだ質問だということが分かる。

自分の目の前で、セラピストが妻に対して、自分について尋ねている。しかし、〈夫についての評価〉をさせているのではなく〈それが聞きたければ、「あなたはいま、ご主人のことをどう思っていますか」というような質問をすればよいだろう〉、〈夫婦についての夫の評価〉を推測させているのである。

評価者と評価対象の関係として図式化してみると、表4のようになる。通常は、夫も妻も、相手に対する評価をしているだけで、それをぶつけあったり、第三者に訴えたりして争っている。内在化された他者への質問を行うことで、その単純な構図から、もっと複雑な構図のなかへと夫婦を招き入れている。つまり、妻に対しては〈夫婦についての夫の評価〉を、夫に対しては〈夫婦についての妻の評価〉を言わせるのである。

深く敵対しているカップルには、この質問は「底意地の悪さ」を取り払う効果をもつと、エプス

表4　評価者と評価対象の構図の転換

●対立関係にある夫婦の「評価者→〔評価対象〕」の構図
夫→〔妻〕
妻→〔夫〕
●内在化された他者への質問が想定する「評価者→〔評価対象〕」の構図
妻→〔夫→〔夫婦〕〕
夫→〔妻→〔夫婦〕〕

トンは言う。自己防衛から関心をそらす効果があることが、その理由だと説明する。

質問の性質によって、参加者、特に男性が、いつもとは違うやり方で物事を振り返るよう促されるため、答えは、ゆっくりと慎重になされ、注意深く表現される。聞き手も、とても注意深くなる。自分たちの不満が聞きとられた後では、パートナーは互いにさえぎることなく、互いの意見を自発的に聞きたがったり、興味をもつようになる。自分自身についての疑惑に対して自己防衛する必要も、ほとんどなくなるのである。たとえ面接開始時のムードが闘争的であっても、それはすぐに、熟考でき得る環境、すなわち、そのなかでは各自が自分の他者経験を深く掘り下げることができる環境に、取って代わられるのである。[21]

エプストンの発想の出発点は、対立し合うカップルを対象に行われてきたそれまでの支援が、法廷や宗教裁判をモデルにした対立構造を前提にしたものか、あるいは精神医学や神経科学が教えるモデルを前提にしていて、それが対立の解消を妨げていると考えたことにあった。これらはいずれも、本書で実在論的ヘルスケアと呼んできたものであろう。
法廷型のモデルには、攻撃と弁護、反撃と反対弁論、信用の傷つけ合いといった戦術が含まれている。そのために、セラピストは、夫と妻のどちらが「有罪」なのかを判定させられるという、裁判官の役回りを期待される。第三章で、診断や治療法についての正解を言えなければならないと考える、医師たちのプロフェッショナリズムに触れたが、ここではケア者が道徳的な善悪についても正解を言えることが求められてしまうのである。

また、精神医学・神経科学型のモデルには、「世界」が客観的に実在しているという仮定があるとエプストンは言う。誰もが同じように経験できるはずの一つの「世界」があると考えれば、対立が生じる原因は、その「世界」の経験のされ方や、報告のされ方に問題があることになる。「世界」を歪んだ方法で経験している人や、それを的確に報告していない人が問題なのだという図式が当てはめられる。

これらのモデルは、対立し合う人どうしが相手を打ち負かそうとすることを当然のものとして受け入れている。このような枠組み自体から脱却させるために、エプストンは内在化された他者への質問という、凝った方法論を考案したのである[22]。

(3) リフレクティング・チーム

実在論から構築論への転換がもっと徹底している対話の形式が、北欧で試みられている。これらのなかでは、実在論的ヘルスケアがケア者に課してきた、ケアする側がつねに正解を言えなければならないという片務的な倫理観を覆した図式の対話が行われる。それでどうして望ましい方向に対話が進んでいく保証があるのか、破滅的な結論へと向かっていくリスクはないのかと、実在論の立場に立つ人ならば大いに懸念するようなやり方である。

オスロの大学で医学を学んだばかりの若い医師であったトム・アンデルセンは、北極圏の田舎町で働きながら、思い悩んでいた。医師が精神障害者を健康な状態へと導くなどということが、本当にできているのか。われわれのやっていることは、彼らを家族や友人や職場から切り離しているばかりではないのか——。

当時のノルウェーの北部では、精神病院は辺境の地につくられていた。アンデルセンの目には、入院してくる患者たちが、自分の家から遠く離れた場所で、意に反して受けさせられている、いまの治療法が不自然なものに思えた[23]。

彼らが実践していた心理療法の一つが、ミラノ派家族療法だった。これは、セラピストが患者と家族に面接を行い、その様子を、隣室にいるほかのスタッフが、マジックミラー越しに観察し、あとで面接を行ったセラピストに助言を与えたり、治療の進め方について話し合いを行って改善していく、というスタイルで行われていた。しかし、アンデルセンの疑問は、この療法にも向けられた。

ところが、このミラノ派のやり方を同僚と試していて、私は「介入」を家族に伝えるところで、いつもやりにくさを感じてしまうのだった。「あなたたちの問題点は、こういうことじゃないですか」とか「問題はこういうふうに解決できますよ」とか「家族の皆さんには、これこれのことを実際にやって欲しいんです」というようなことが、どうも言いにくい。このような「介入」をすることは、家族よりも治療チームのほうが問題に対して理解が進んでいる、という感じを私に与えてしまう。[24]

アンデルセンは、面接終了後にセラピストたちが家族のいない場所でコソコソと秘密の話し合いをもつことをやめてしまおうと考えた。むしろ、家族の目の前で、その話し合いをやってみてはどうか。家族にその様子を見てもらうことで、もしかすると、家族が自分たちなりに答えを見つけてゆくこともあり得るのではないか――。

しかし、しばらくのあいだ、話し合いをオープンにする勇気がもてなかった。なぜなら、医療チームの会話のなかには家族に失礼な表現が多くあったから。「このような口うるさい母親の家庭に生まれなくて僕はよかった」とか、「あんな頑固な男との結婚生活っていったいどんなだろうか」等々の言葉が、うっかりと家族の前で出てしまうのがこわかった。

しかし、一九八五年三月、面接が思うように進められないスタッフの様子をマジックミラー越しに観察していたアンデルセンは、面接をオープンにする提案をした。マジックミラーのこちら側とあちら側の明暗を切り替えて、お互いの話し合いの様子を見せ合ってはどうかという、大胆な提案である。[25]

彼はクライエントにこう伝えた。

「ご家族も、先生も、皆さん、この部屋のその椅子に座ったままでいて結構です。この部屋の照明を暗くすることができる設備が整っているので、私たちの部屋の明かりをつけます。そうしたら、皆さんは私たちを見ることができ、私たちにはもう皆さんを見ることはできません。また、音声も切り替えが可能で、切り替えたら私たちの声が聞こえるようになり、私たちには皆さんの声が聞こえなくなります」。

実際に行ってみた。何か起こったか。アンデルセンが少しだけ恐れていた事態——失礼な言葉が飛びかうようなことは起こらず、そういう言葉を発しないように気をつける必要さえもなかった。

家族に鏡の向こうの治療チームとの意見交換を提案する際、彼らはこんな言葉をかけた。

「こちら側の言っていることを聞くことは、そちら側での皆さんの会話に、何らかの助けになるかも知れません」。

何気ない言い回しではあるが、「あなたたちの助けになる」ではなく、「あなたたちの会話の助けになる」と言っている点に注目する必要がある。私たちケア者があなたたち患者をケアする、というヘルスケアの基本的な枠組みを棚上げにして、あなたたちの会話が行われることが最も肝要で、それがどんな帰結に至るのかに口をはさみませんという、驚くべき態度表明がなされているのである。

(4)オープンダイアローグ

この、小さな革命のような発想の転換によって、〈患者の目の前で、医師を含むケア者たちが話し合いの様子を見せる〉という、いつか医学史上の一大転換と呼ばれるかもしれない新しい対話の形が生まれた。そして、同じ北欧圏に属するフィンランドの西ラップランド地方の、人口二万人ほどの小都市トルニオにあるケロプダス病院では、こうした発想の転換が、精神疾患を抱える人の治療方針の決定という重要な場面で行われた。

一九八四年に、この病院では、患者の入退院に関する意思決定をする際に、患者本人を呼び、その家族、同僚、友人など、本人にとって重要な人たちを招き、患者のケアに関わっている専門家たちと合同で話し合いをすることにした。これがオープンダイアローグである。

患者の側にしてみれば、自分の医療ケアの方針を自分のあずかり知らないところで決めないでほしいと思うのは至極当然のことに思えるが、医療の長い歴史のなかで、患者本人が意思決定過程に参画することが倫理的に望ましいと見なされるようになったのは、つい最近、二十世紀末のことにすぎない。

精神障害者が長年にわたって一般社会から隔絶された環境に置かれている日本の現実を考えれば、このように、患者側の人たちと医療や福祉の専門家たちが一堂に会して話し合うというのは、遠い未来の話のように思えてしまう。

アンデルセンが現場でリフレクティング・チームのアイデアを思いついたように、ここでも、スタッフが現場で思いついた発想を、実際にやってみたことがその始まりだった。ケロプダス病院の心理士ヤーコ・セイックラは、日本での講演で、「患者本人がいないところで、その患者のことを決めるのをやめてみようと思いついた」のだと語っていた。[26]

オープンダイアローグは、フィンランドの西ラップランド地方という特別な地域だけでなく、世界のどこでも実行可能なものとなるように、ある程度定式化されつつある。日本のオープンダイアローグ・ネットワーク・ジャパンは、以下の七つの原則を定めている。

（1）即時対応（必要に応じてただちに対応する）

（2）社会的ネットワークの視点を持つ（クライアント、家族、つながりのある人々を皆、治療ミー

ティングに招く）

（3）柔軟性と機動性（その時々のニーズに合わせて、どこでも、何にでも、柔軟に対応する）

（4）責任を持つこと（治療チームは必要な支援全体に責任を持って関わる）

（5）心理的連続性（クライアントをよく知っている同じ治療チームが、最初からずっと続けて対応する）

（6）不確実性に耐える（答えのない不確かな状況に耐える）

（7）対話主義（対話を続けることを目的とし、多様な声に耳を傾け続ける）[27]

原則（1）の「即時対応」について、フィンランドの西ラップランド地方では、二十四時間体制で呼び出しに応じるという、社会資源の視点からはにわかに信じられないような体制が整備されているし、原則（2）の「社会的ネットワーク」についても、患者本人のほか、家族やつながりのある人々を皆招くという、セイックラたちが始めた会議のもち方からほど遠い現実が、日本を含めて世界中にある。しかし、こうした制度上の特徴よりも、本質的に革命的なのは、かくも平坦な対話空間で、実際にケアをする側とされる側とが対話を実現できていることのほうである。

以下に示すのは、セイックラたちが二〇〇三年に刊行した論文[28]のなかで描いている事例である。彼らが扱った事例のなかでも特別にすみやかな効果が見られたもので、対話中に精神症状が消失し、しかもその後七年間にわたって再発しなかったという。

商店で働く三十歳の男性ペッカ（当然ながら、登場する人名はすべて仮名である）は、自分が組織的陰謀の犠牲者で、陰謀に関わっている男性からつけ狙われていると語っていた。

プライマリケア医（フィンランドでは総合診療医がプライマリケアを担っている）からの連絡を受けて、

治療会議が開かれた。参加したのは，ペッカ，妻のマイヤ，プライマリケア医，心理士，三人の看護師だった。セッションが始まった時点では，ペッカの発言には一貫性がなく，理解しがたいものだった。最初の三十分間は，対話はバラバラなテーマのあいだを飛び跳ねるような感じだった。

ところが，看護師の一人がペッカの妻に心配事について尋ねたときに，変化が起こり始めた。妻は，ペッカが周りの人たちのことをことごとく疑い，父親のことさえも，自分を殺そうとしていると思っていたと話した。そのあいだじゅう，ペッカも不規則に発言をしていたのだが，チームはそれが二人のスタイルなのだと考えて，あえてそれを止めようとしなかった。すると，話し合いが始まっておよそ四十分ほどたったころ，ペッカは精神症状が始まったときのことを語りだした。その話は概略以下のようなものである。

クリスマス休暇が近づいているのに，ペッカにはプレゼントを買うお金がなかった。その当時，彼は仕事をしていなかったのだが，雇い主だったレイが，ボーナスを支払ってくれない。ペッカは思い悩んだ。レイにお金を払うように求めれば，彼との友情に傷がつくかもしれない。かといって，お金を要求しなければ，家族にクリスマスのプレゼントを買うという，父親としての役割が果たせないと思った。大きな不安を感じながら，ペッカはレイに電話して，ボーナスの支払いを求めた。

ところが，レイはそれを脅迫だと言って非難した。ペッカはすぐに否定して，「もちろん脅迫なんてしていませんよ。どうにか可能ならばと思ったんです。クリスマスのお金が必要なものですから」と言ったという。その直後に，偶然にも停電が起こり，電話が途切れた。ペッカは，慌てふためいた。その停電が，相手からすれば脅迫の証拠に見えるに違いないと考えた。ペッカはレイが自分のところへ押しかけてくることを恐れた。

以下は、そのときの状況についてのやり取りである。[29]

心理士「死ぬほど怖かったようですね」

ペッカ「まあ、それほどではありませんでしたが。でも、私はそこを離れるほうがよいと考えました。レイがこんなにも攻撃的で、文句を並べ立ててくるものだから、彼が何をしてくるか分かったもんじゃないと……」

心理士「最初に考えたのは……」

ペッカ「……もし彼がやって来たら……彼がやって来たら、いったいどうやって止めればいいのかと」

医師「彼はあなたを見つけに来ると」

ペッカ「はい、彼はやって来るだろうなと」

医師「彼がやって来て、あなたを殺すと。そういうことですか?」

ペッカ「ええと、それは、そうです。……それはもう最悪のことでしょうが、彼にはそんなことだってできたはずです……」

プライマリケア医の発言は、ペッカの恐怖心を煽り立てているようにも思える。通常の精神科の現場では、このような言葉をケア者の側からぶつけることはまずないはずである。

しかし、セイックラたちは、ペッカの感情的な経験を明確にするために、このような強い言葉が使われたのであり、これによってペッカが経験した恐怖に「新しく、明確で、具体的な表現」が与えられ、ペッカはこれに即座に賛同したと評価する。こうしたことは、クライエントの恐怖を話題にして語り合うだけの安心感と信頼感が、この話し合いの場に確立できていたからこそ可能だったのであり、そのためにはケア者たちが「不確実性に耐える」態度をとり続けることが不可欠なのだと論じている。

この後、ケアチームは、いま語られたことについての感想を述べ合う。これは、アンデルセンが考案したリフレクティングにほかならないのだが、それは患者たちに一言の断りを入れて、さりげなく始まる。

心理士「私たちの間で話し合ってみたいので、少しお待ちいただけますでしょうか。それぞれ、どんなことを考えましたか？　皆さんの心にどんなことが起こりましたか？」

医師「そうですね、少なくとも、ペッカは自分自身の心配事よりも、他人の心配事のほうを気にかける人なんだと考え始めたところです」

ペッカ「それはちょっと……」

心理士「自分自身のことよりもですか？」

医師「そうです。彼自身の心配事よりも、周りの人の心配事をです」

心理士「レイに年末のお金を要求したとき、ペッカは、レイがそれをどう思うだろうかと心配し始めた……」

医師「そうです」

心理士「彼は、このお金が自分のものであるという事実よりも、レイがどう考えるかを心配していますね」

ケアチームは、話し合いの始めのほうで、ペッカが自分だけに宛てたメッセージをテレビが流していると述べたことを持ち出して、こんな感想も述べている。

心理士「そうですね。重要なものとそうでないものとを区別することが、できなくなってしまったように感じます。自分にだけその意味が分かるものがあるはずだと考えながらテレビ番組を見るなんて、ぞっとしますね。たとえその番組が、アメリカのどこかでつくられたものであってもね」

医師「……何年も前につくられたものでもね」

こうした対話のなかで、医師、心理士、看護師といったケアの専門家たちは、たとえば「それは医学的には○○○と呼ばれている現象です」とか、「そのような経験を、統合失調症患者の○○％が経験しているという報告があります」などという発言はしていない。まるで、専門家として発言することを控えているかのような印象を受ける。

オープンダイアローグの七原則などに明記されているわけではないが、このような印象は、ここに引用していない他の場面からも、あるいはオープンダイアローグの他の実践報告や、デモンストレーションなどでもしばしば感じさせられるものになっている。おそらくは、専門家として発言することが、オープンダイアローグの拠って立つ何かを損なうのだろう。それは何だろうか。

セイックラたちは、自分たちの実践の核にある哲学のなかの最も重要なものをバフチンに求めている。第二章（四六頁）で、バフチンの構想した完全な対話空間を取り上げたが、これは、ドストエフスキーの長編小説においてのみ実現しているもので、誰一人として特権的な立場に立つことを許されない、究極に平等な対話が実現されている空間であった。参加者は、出来事の全体を見わたせる場所に立つことも、対話空間の外側にいる観客に向けて一人語り（モノローグ）を行うこともできない。

もしも、セイックラたちがこれを臨床の対話空間に適用したのだとすると、専門家が自分が通暁している専門的な知識体系を参照しようとすると、その瞬間に対話空間の外に出て、そこから発言することになってしまうのかもしれない。もちろん、彼らは自分の知識を参照して、対話の運び方を考えることもあるだろうが、それはどんな場合でも、対話空間の方へ顔を向けて行わなければならない。「対話主義」という原則や、「対話の場で今まさに起きていることに焦点を当てる」という要素のなかに、それがさりげなく表現されているとも言えそうだが、これらの概念の表層をなぞっただけでは、こうした対話空間が実現するとは限らないように思う。

「正しさの基準」の場所

これらの実践は、本章の前半で見たような、〈対立し合うナラティヴを調停して合意を目指す〉という対話ではない。しかし、複数のナラティヴを前にして、何らかの「調停」が行われているように思えるのである。これらについて、「正しさの基準」をどこに置いているかという観点でとらえると、調停的ナラティヴ・アプローチとしての構造が明確になるように思う。

ＡＡと断酒会では、多様な物語を抱えた依存症者たちが集まり、各自の〈私の物語〉を語るのだが、それは断酒の継続を可能とするように仕立てられたストーリーモデルに合わせて組み立てなければならない。ここでの正しさの基準はそのストーリーモデルにあり、これが唯一のもの、絶対的なものである。したがって、これらのセルフヘルプグループでの語り合いは、実在論的な調停の場にほかならないのだが、その構造は、ストーリーモデルが中心に置かれていて、その周りを複数の〈私の物語〉が取り囲んでいるというものである。〈私の物語〉はストーリーモデルをたえず参照していなければならず、そこから逸脱した場合、ＡＡの集会では他の参加者によって修正され、断酒会では、他の参加者が自らの、しかも適切な〈私の物語〉を語ることで、逸脱者の気づきを促そうとする。

内在化された他者への質問では、絶対的な正しさの基準というものは想定されない。ここでは、評価者と評価対象の構造を変化させることで、調停がなされる。自身の〈私の物語〉が他人によってどう解釈されているかを考え、同時に、他人にもその人なりの〈私の物語〉があり、それを自分がどう解釈してきたか——どう解釈すべきかを考える機会が与えられる。あるいは、自身と他人とが、ともに「私たちの物語」というものを考える機会が与えられる。

リフレクティング・チームとオープンダイアローグでも、絶対的な正しさの基準というものは想定されない。そこにあるのは、ただ適切な対話空間の実現——参加者が対等に扱われ、誰もが安心して発言することができるという、倫理学で言う「手続き的な正義」であるかのように見える。これは、対話の結論がどうであれ、その対話のあり方（手続き）については、すべての参加者が納得できる公正なものであるべきだ、という考え方である。

心のケアとしての効果の実証

これらの実践についても、心のケアを直接の目的とする実践の場合は、第四章で見た〈ケアになる解釈的ナラティヴ・アプローチ〉と同じように、ケア効果を実証した研究が行われている[30]。

ＡＡは、その歴史の古さもあって、効果を検証する数多くの論文が書かれており、多数の検証論文を横断的に分析するメタアナリシスも報告されている。その一つによれば、ＡＡに参加している人の禁酒率はそうでない人のおよそ二倍であり、ＡＡへの出席率が高い人ほど禁酒率が高く、しかもこれらの効果は、異なるサンプル集団において、異なった経過観察期間で確認されるなど、多くの基準に照らして強力なエビデンスがあるとされる[31]。ただし、このメタアナリシスの著者は、より厳密に効果を検証した研究に限定すると、効果ありとする研究が二件、好ましくない効果があったとする研究と、何の効果もなかったとする研究とが各々一件だったとも付言している。

オープンダイアローグについては、ディグニティセラピーのチョチノフと同じように、考案者たちが効果の検証を行ってきた。

二〇〇三年のセイックラたちの論文[32]では、オープンダイアローグを導入期（一九九二─九三年）に受けた患者二三人と継続期（一九九四─九七年）に受けた患者二二人とを、従来型の治療を受けた患者一四人を対照群として比較している。患者はいずれも統合失調症または統合失調症様障害を発症している。その結果、入院日数は、対照群で一一六・九日であったのに対し、オープンダイアローグ受療者では、導入期で三五・九日、継続期で一四・三日と非常に短かった。この他に、神経遮断薬の使用者が、対照群で一四人だったのに対して、オープンダイアローグ受療者では、導入期で八人、継続期で八人、再発患者数は対照群一〇人に対して、オープンダイアローグの導入期で八人、継続期で六人であった。

一施設での実施であり、人数も少なく、統計学的には弱さがあるが、オープンダイアローグを行ったグループでは、入院日数が大幅に少なく、薬への依存度が減り、再発も少ない傾向にあるという結果は、精神医療に関わる人たちにかなりの衝撃を与えた。もちろん、こういった小規模の単発の研究ではエビデンスとしては不十分であり、独立した論文のメタアナリシスを行ったある研究者は、オープンダイアローグの効果の検証を行っている研究は方法論的な厳密さが不十分であり、「有効性について強い結論を引き出すことはできない。さらなる結論を引き出すには、ランダム化比較試験が必要である」と結論づけている[33]。

ここでも、前の章で論じたように、ナラティヴ・アプローチの効果の検証についての疑問がわく。AAや断酒会のように、患者たちが行うセルフヘルプグループの場合でも、実在論的な特徴をもっているものであれば、検証の方法も実在論的なものが相応しいのかもしれない。そういった方法によって効果が検証されていなければ、医療従事者たちはあのような語り合いをする集会を訝しんで、患者に推奨しようとしないかもしれない。

しかし、オープンダイアローグのように、明らかに構築論的な実践で、なおかつ社会的な性質を色濃くもっている実践については、ランダム化比較試験のような方法で検証することがどれほど意味があるのかと思わざるを得ない。

即時対応や社会的ネットワークの活用といった要素については、国や地域による差異がきわめて大きいはずだが、これらを考慮した臨床研究を組み立てなければならないことになる。ディグニティセラピーでは、ウィニペグ、ニューヨーク、パースというまったく異なった地域で他施設ランダム化比較試験が行えたが、オープンダイアローグの場合は、そのような臨床試験を計画すること自体が難しいはずである。さらに、これもすでに指摘したように、そもそも構築論的ヘルスケアにおいては、目的は個別化された、ケアの提供であり、それが必ずしも標準化されたものである必要はない。そこで提供されるケアが有益であるか否かの評価は、そのケアを受ける患者自身が行うべきなのである。

効果の検証の課題はともかくとして、少なくともリフレクティング・チームとオープンダイアローグのように、完全に構築論的な実践例からは、ナラティヴ・アプローチがケアになるための、もう一つの仮説が立てられそうである。すなわち、〈ケア者のみが正解を知っているという前提を放棄して、ケア者と被ケア者とが自由に発言できる対話空間の実現が、心のケアになる〉ということである。

しかし、ここでも、その理由——そうすることがなぜケアになるのか——には簡単に答えることができない。

前の章で立てた仮説——〈ケア者が積極的に関与して、被ケア者の人生史を再構成して、それを証人・聴衆の前で演示することが、心のケアになる〉——と合わせて、介入というナラティヴ・アプローチのもう一つの側面を見たうえで考えたい。

第6章 他者のナラティヴに立ち入る

介入的ナラティヴ・アプローチ

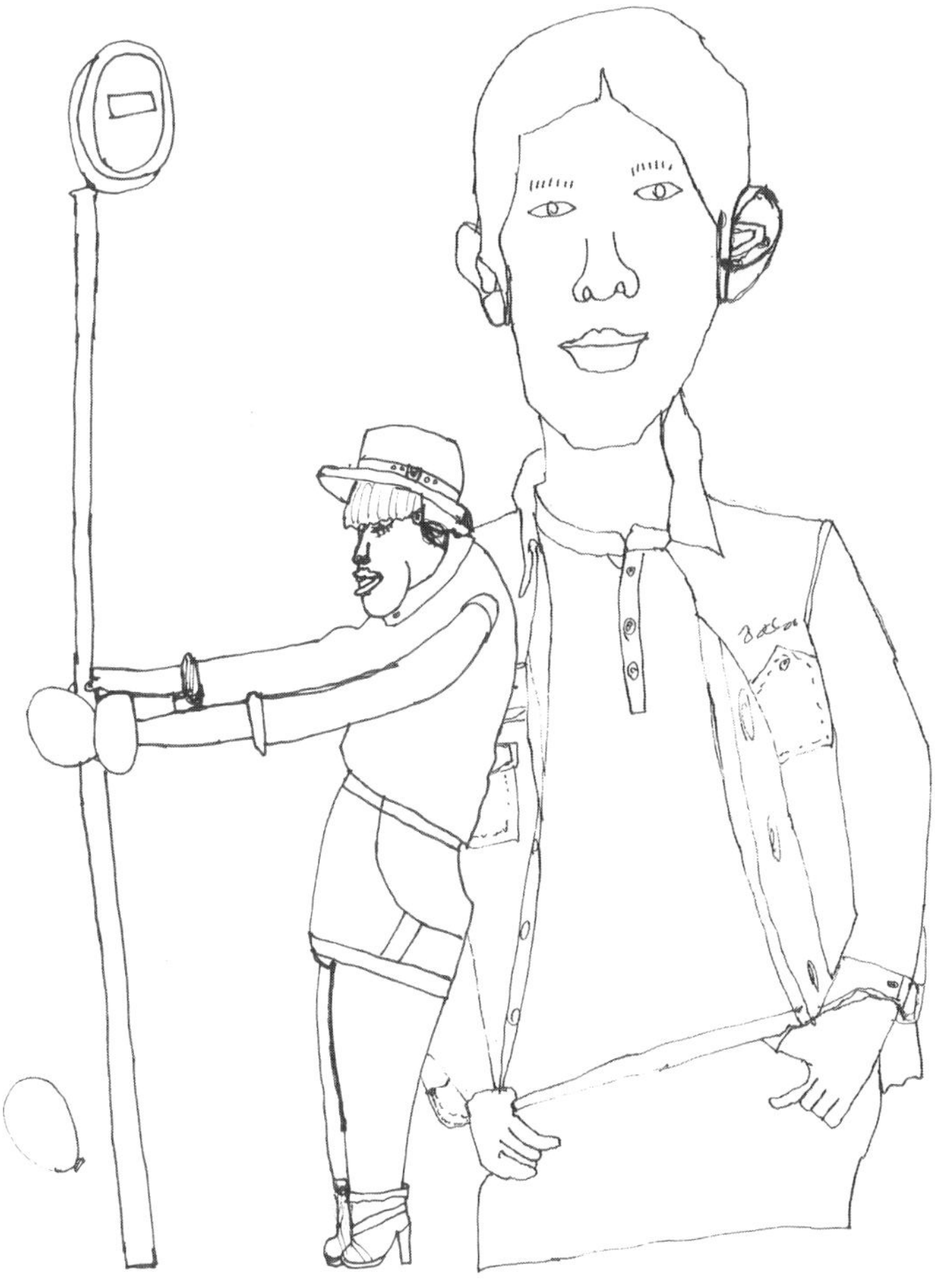

1　心のケアと心の病い

心の病いの専門性――「頑張ってこられたと思います」は心のケアか

最後に取り上げるのは、他者のナラティヴに立ち入る実践群である。他者のナラティヴを理解しようとしたケア者が、それをそのままにしてはおけないという動機を抱く。他者のナラティヴに立ち入って、願わくばそれをもっと望ましいものにつくりかえてほしいと考える。そのような対話実践である。

介入的ナラティヴ・アプローチは、解釈や調停を主眼とするものとは違って、「ケアとして成立する場合がある」のではなく、明示的にケアとして行われる対話実践である。したがって、精神科医や心理士らが行ってきた、言葉を用いたヘルスケアである心理療法と重なる部分が大きいように思える。しかし、言葉を用いたヘルスケアは、薬物やメスを用いて行われる実践とは違って、専門的なものとそうでないものとの境界がやや曖昧である。

第一章で、ナラティヴ・アプローチが空気のように存在していて、名前も与えられておらず、専門性も認められていないことを指摘した。冒頭の小話の最後の場面で、癌の化学療法の効果が見られず、緩和ケアに切り替えていくという話を聞かされた患者に、「鈴木さんは頑張ってこられたと思います」と声をかけた看護師の行為は、おそらくは咄嗟に思いついた、特に専門性のあるものではなかっただろう。

筆者は、臨床現場で働く看護師たちから、このように患者に思い切った声かけをした経験をしばしば聞いた。それらは、彼女たちにとって勇気の要るものだが、特に専門性のあるものではなく、自分たちが「実践知」として身につけているもの、あるいは看護の世界でよく言われる「患者のニーズに応える」という、いつも通りの実践の一つだとも聞いた。

しかし、もしもこの看護師が癌患者にカウンセリングを行うための特別な訓練を受けていて、近年国家資格になった公認心理師などの資格をもっていたとすると、その声かけは何らかの専門的な実践の一環だったのかもしれない。

結果として同じような言葉を発していても、それが専門的実践なのか、それとも日常のヘルスケアの実践のなかでのものなのか、言葉そのものだけでは判別できない。あるいは、態度にこそ専門性が現れるのかもしれないが、受容的な態度で、共感的に相手の言葉を傾聴するというような態度は、今日の医療従事者の誰もが身につけていることを期待されている。それだけをもって、専門性の有無を判別することもまた難しい。資格に専門性を求めるのはよりたやすいはずだが、たとえばこの看護師が公認心理師などの資格をもっていたとしても、ここでの声かけが専門的実践なのかは分からない。

むしろ、語りかけが行われている場というものを考えてみるほうが、専門性の有無というものを見分けやすいように思う。この声かけは、普段の治療、すなわち癌の治療が行われている場所である、一般的な病室で行われていた。これをカウンセリング室のような特別な部屋で行うか、あるいは一般的な病室であっても、そこに他の人が立ち入らないようにドアに札を掲げるなどの配慮をすれば、これから特別な対話実践を行うのだということを、患者の側も理解できるかもしれない。

もっと言えば、看護師が、普段の実践とは異なる特別な対話実践を行うことを患者にはっきりと伝えて、それを患者が了解する――つまり患者のインフォームド・コンセントを得るならば、患者が完全に了解したうえで心のケアがなされることになる。

しかし、患者はどう感じるだろうか。これまで医療ケアを行ってきた医師なり看護師なりが、あるとき急に、「特別な対話」をしようと提案してくる。もしくは、「対話の専門家に会ってみませんか」と言ってくる。自分自身が心の病いを抱えていることを自覚していて、その治療ケアを受けるために、その場所にやってきているのならともかく、患者は身体の病いの治療のためにここにいる。そのために、どうしても、身体の病いの治療と、対話実践という心のケアとが切り離されたものに思えてしまう。要するに、医師たちから、「あなたの問題は、私たちが専門とする身体の面ではなく、心のほうにあるのです」と宣告されたような気持ちになる。

第一章の小話の最初のほうで、緩和ケアに移行するという医師の考えを聞いた患者が、看護師たちに「要するに、もうやれることはないから、私はお払い箱なんでしょうね」という言葉をぶつけてきた場面を描いた。これは架空の話だが、そのように感じる人は実際に少なくないとされる。[1] 彼らにしてみれば、自分の問題が、身体の病いから心の病いへと勝手に切り替えられてしまうかのように感じるのかもしれない。そこには、日本人が根強く抱く心の病いへの抵抗感がひそんでいるとは言えないだろうか。

この抵抗感は、それが他人に向けられれば、精神疾患患者への差別感情を惹起し得る。そのようなネガティブな感情を自らに向けざるを得ない状況が、身体の病いの治療を受けるなかで、突然にやってくる。そのときに頭をもたげる心の病いへの抵抗感が、それを遠ざけることにつながっているように思えてならないのである。

心のケアの専門性というものは、裏を返せば、そこに専門性を認めた場合に、そのケアを受けること自体を拒みたくなるという、妙な特徴をもっている。それゆえに、日本人は心のケアを受けようとしないのかもしれない。

そもそも心のケアがなされていないことについて

日本人の心の病いの実態と、専門家によるケアとの関係は、かなりはっきりとした特色を有している。国際比較調査を見ると、日本には欧米諸国と同程度に心の病いを抱えている人がいるが、そのなかで専門家の支援を受けている人がとても少ないということ、そして、心の病いがもたらす帰結として自殺をする人がとても多いということが、はっきりと読みとれる。

OECD（経済協力開発機構）が二〇〇九年に刊行した報告書[2]によると、日本人の心の病いの有病率、つまり一年間に何らかの精神疾患を発症していることが確認された人の割合は八・八％で、スペイン九・二％、ドイツ九・一％、イタリア八・二％とほぼ同程度であり、米国二六・四％、ニュージーランド二〇・七％、フランス一八・四％などの半分以下である。

ところが、患者が専門的なヘルスケアサービスを受ける比率である受診率を見ると、日本人の受診率はOECD加盟国のなかで最も低い。精神疾患患者の受診率は重症度によって異なるため、比較しやすい「中程度」の重症度の患者の受診率を見ると、日本人の受診率は一六・七％である。これは、加盟国のなかで最も高いベルギー（五〇・〇％）の約三分の一であり、有病率が日本と近いスペイン（三七・九％）、ドイツ、イタリア（ともに三〇・五％）と比べても半分程度でしかない。

一方で、日本人の自殺率は世界のなかでもきわめて高い水準にあり、世界保健機関の二〇一一年の統計によると、人口一〇万人に対して二四・四人が一年間に自殺をしている。OECD加盟国のなかで精神疾患の有病率が高い米国の自殺率は一一・一人、ニュージーランド一一・七人、フランス一六・三人である。

これについて、日本認知行動療法学会は、「確かにメンタルヘルス障害が破滅的な行動に結びつく可能性は高いと思われるが、それが自殺というかたちをとるか、肥満、アルコール・薬物依存、賭事、犯罪、他殺・傷害、無謀運転、社会騒乱、戦争等、何に結びつくかは各国の宗教、伝統、習慣など精神風土の違いや社会状況、歴史的経緯によっていると考えられる」と評している。[3] 心の病いを抱える人たちが、そのケアを受けておらず、他人よりも自分を破壊する行動にたどり着くことが多いというのが、日本社会の実態らしい。

第四章で、日本には制度としてのプライマリ・ケアが存在しておらず、患者が自分の抱える「病い」についての解釈を行って、自分なりに適切だと見きわめた医療の「入口」に立つのだということを見た。心の病いを抱える患者にとって、この見きわめは身体の病いの場合とは異なる困難さを伴う。そもそも専門家の支援を受けるべきかを考えること自体が、患者にとっては難しく、大きな課題になっている。

プライマリ・ケアが制度化されている国では、心の不調についても、プライマリ・ケアを担当する医療従事者がまず対応するのが原則になっている。これに対して日本では、心の病いを抱える人たちは、自分なりの解釈によって専門家が掲げる診療科の門を叩かなければならない。通常は、精神経内科か心療内科、および臨床心理士などが開設しているカウンセリング室が選択肢になる。神経内科や脳外科のように、どちらかといえば身体の病いを診てもらうイメージの強い診療科と比べて、明確に心の病いを専門に扱う診療科、とりわけ精神科を受診するというのは、かなり特別なことであり、覚悟が必要で、あまり他人に知られたくないことだったりする。

まったくのゼロから——つまり、自分なりに心の不調なり、仕事や他人とのつき合いのなかでの支障を感じたりして、これはどうにかしなければなるまいと考えた人が精神科の前に立つ、という場合もあるが、そもそも自分の状態が専門家の支援を必要とする深刻なものなのかを判断するのは容易ではない。さらには、深刻な症状を抱えるに至ってから、本人ではない人から勧められたり、強いられたりして、精神科を受診する人もいる。

二〇一四年の厚生労働省の調査では、患者本人の意思で精神科に入院する「任意入院」が、約五三・四%である一方で、本人の意思ではなく、家族などの同意によって入院させられる「医療保護入院」[4]が約四五・四%を占めている。[5]年次別の推移を見ると、全体として入院患者数はゆるやかに減少しているが、医療保護入院の比率は増加している。

もちろん、精神科医ではなく、心理士がカウンセリングを行うクリニックもあるが、日本では一般に広く利用されるものにはなっていない。ようやく国家資格としての「公認心理師」が設けられ、二〇一八年に行われた初めての国家試験によって、約二万八千人の公認心理師が誕生した。[6]これまでの日本の臨床現場では、日本心理臨床学会などが認定する「臨床心理士」が約三万二千人おり、カウンセリングを行ってきたが、非常勤雇用が四五%にも達し、複数の職場を兼務する人が四四%に上るなど、雇用は不安定だった。[7]

心の病いの病像は必然的に構築論的になる

心の病いの多くは、脳に何らかの問題が生じることで発生しているはずだが、少なくとも今日の検査技術で脳を調べても、これといった異常は見つからないことが多いとされる。血液や尿、その他の検体を採取して、生理学的・生化学的な検査を行っても、有効な情報を得られない場合が非常に多い。したがって、精神疾患の治療に使う薬物に効果があるかどうかを生理学的検査で確かめることも難しい。ある精神科医が述べているように、「その薬物が適切な選択か、適切な量かを判断するための生物学的指標を提供する生化学検査は皆無であるとの事実を私たちは認識していなければならない」[8]のである。

アルツハイマー型認知症やレヴィー小体認知症のように、心の病いの原因とみられる器質的な異常が見つかることもある。しかし、その器質的な異常が、どうして問題となるような症状を引き起こすのかというメカニズムについては、ほとんど未解明だと言わざるを得ない。その根本的な理由は、一七一四年にゴットフリート・ライプニッツが書いていることに尽きるように思える。

ものを考えたり、感じたり、知覚したりできる仕掛けの機械があるとする。その機械全体を同じ割合で拡大し、風車小屋のなかにでも入るように、そのなかに入ってみたとする。だがその場合、機械の内部を探って、目に映るものと言えば、部分部分がたがいに動かしあっている姿だけで、表象について説明するにたりるものは、けっして発見できはしない。[9]

精神現象は、脳内の細胞や分子によって生みだされる現象に違いないが、その現象を直接知覚できるのは、当の本人だけである。もしも私たちがマイクロマシーンに乗って、脳梗塞患者、色覚異常者、統合失調症患者の脳内に入ったとする。脳梗塞の場合は血管という大きな造りのものが異常をきたし、色覚異常では視細胞にある色素タンパク質という微細な分子に異常が生じているはずである。統合失調症については、脳内の広範囲にまたがる神経ネットワークの異常であり、ドーパミンやグルタミン酸などの神経伝達物質の過多や過少が原因ともされるが、それらだけでは発症を完全に説明できない。

いずれにしても、異常をきたしている血管や神経細胞、あるいは分子の変性などを見いだすことは可能かもしれない。あるいは、そこを首尾よく修復することもできたとしよう。その際、脳梗塞の場合は、血管に再び血液が流れるのを目にすることで、修復の効果を直接確認できるだろう。しかし、色覚異常や統合失調症の場合はそれができない。仮に、異常な色素タンパク質なり、神経伝達に関係する分子なりをすべて正常なものに置き換えることができたとしても、色覚が正常になったかどうかは、患者に「いま色がどう見えていますか」と尋ねるしかないし、統合失調症の場合は、患者と会話をするなどして、精神の統合性が回復しているかどうかを確かめるほかはないのである。

精神疾患とされるもののうち、脳梗塞に近いもの、すなわち「器質性」のものはごく一部に限られている。そのため、多くの場合は、本人や家族から情報を聴取するか、あるいは外部から行動や発語の異常などを観察するかによって診断を行い、また治療の効果があるかどうかもそのようにして確認するほかはない。たとえば、日本うつ病学会による「うつ病治療ガイドライン」には、医師が把握すべき情報として、理学的所見（身長、体重、バイタルサインなどの基本的理学所見と、パーキンソン症状や不随意運動などの一般的神経学的所見）、既往歴、家族歴、生活歴（発達歴、学歴、職歴、婚姻歴など）、病前のパーソナリティ傾向、病前の適応状態、ストレス因子、睡眠の状態などがあげられている。[10] 器質的な異常や、それが反映されるものとしての生理学的な変化を観察する項目はほとんどなく、患者や家族などからの情報収集によるものが大半を占めている。

精神疾患の多くに器質的異常を見いだせないがゆえに、多種多様な精神疾患をいかにして客観的に診断するかが、精神医学の課題であり続けてきた。よく知られているように、精神疾患にはＩＣＤ－10とＤＳＭ－５という二つの標準的な疾病分類がある。ＩＣＤ－10すなわち世界保健機関の『疾病及び関連保健問題の国際統計分類』第一〇版では、「精神および行動の障害mental and behavioural disorders」という名の下に、心の病いを十一群に分類している。[11] ＤＳＭ－５すなわち米国精神医学会の『精神障害の診断と統計マニュアル 第五版』は、より詳細な分類法を採用し二二群に分類している。[12]

統合失調症の遺伝的要因の研究などで知られる精神医学者のケネス・ケンドラーは、精神科領域の疾病分類は、たまたまいまのようなものとなっているが、そこには特定の人物や特定の出来事の影響が反映されていて、「もしも歴史のテープを再生し直すことができるなら、ＤＳＭやＩＣＤはそのたびに違った分類を示すことだろう」と述べている。[13] これは、診断基準そのものが、影響力の大きい精神科医のような特定の人たちの認識に依存する構築論的なものだと認めているようなものである。

本書で一貫して述べてきたように、現代医療は、〈疾患は人間の認識とは独立して存在する〉という実在論を大きな前提としている。すなわち、病気は患者の認識にかかわらず確固として存在しているはずで、医療従事者はそれを正しく見いだして治療しなければならないという考え方である。

精神医学も、現代医療のこうした大前提を共有しているのだが、〈診断と治療が患者の認識に依存している〉というジレンマを抱えている。これは、心のケアを行ううえで逃れることのできない宿命なのである。

心理療法の誕生と分派

十九世紀に医学が「科学」に基礎づけられたものになろうとした時代に、心理療法も実在論に立脚したものを求めて始まった。しかし、精神疾患を引き起こす器質的異常は、直接観察することが難しいため、精神疾患が生じるメカニズムを理論として立て、それを実証するしかない。心理療法も、そうした理論にもとづいて実践してみて、その結果として患者の症状が改善されるかどうかを検証するしかない。

身体疾患の治療の場合には、新しい治療法が有効であることが示されると、以前の治療法が一掃されてしまうということがしばしば起こってきた。これに対して、心理療法では、特定の技法が他のものを駆逐してしまうほどに有力視されることがほとんどなかった。このために、心理療法の世界は、いくつかの系統の異なる理論にもとづいて、多数の実践法が考案され、それらが時代によって盛衰をみせながらも並び立っているという特異な様相を呈している。

心理療法の起源は、十八世紀にフランツ・メスメルが今日の暗示療法や催眠療法のもとになる「治療」を始めた時点にあると考える人が多い。

彼は、宇宙を満たしていながら目には見えない特別な流体が人間の体内に流れ込んで「動物磁気」を生じさせていると主張した。[14] 流体の動きが妨げられ、「動物磁気」が弱まると、神経の調和が乱れて病気になると考えたメスメルは、「ヒステリー」（今日の診断基準では「身体表現性障害 somatization disorder」と見なされる可能性が高い症状である）の患者などに、その目に見えない流体を送り込もうとして、指先で触れたり、磁気を貯めるための装置を使ったりした。彼の発想や技術は、当時の上流階級の人たちや一般市民には人気を博したが、医学界からは「いかさま医療」として白眼視された。[15]

それも無理からぬことで、十八世紀の医学者たちは、医学を物理学や化学と同等の、自然科学に基礎を置くものにしようと奮闘していたのだった。メスメルのように、観察できない成分やエネルギーを想定して、その運動やバランスによって病気を説明する考え方は、ヒポクラテスやガレノスの時代から千数百年間にわたって信じられていた古い考え方にほかならない。そして、そのような旧説は、ウィリアム・ハーヴェーの見事な実験によって、一〇〇年以上も前に否定されていた。医学者の関心は、身体の内部に観察できる器質的な病変を見いだすことに向けられており、精神や行動の疾患についても、グリージンガーのような影響力のある医学者たちが「心の病気は脳の病気である」という立場を採り始めていた。

ところが、メスメルの催眠療法は、当時の医学界でもとりわけ権威のあった人物によって継承された。フランスの神経科学の創設者で、パリ医科大学やサルペトリエール病院で教授をつとめ、数多くの神経疾患の鑑別法の研究で名を馳せたジャン＝マルタン・シャルコーである。彼は、ヒステリーの患者には催眠術にかかりやすいという臨床的特徴があることは確かだとして、それを利用して症状を改善するために催眠療法を始めた。[16] ただし、ヒステリー（およびてんかん）という疾患の原因として、メスメルの「動物磁気」の代わりに、器質的な基礎があるはずだと主張した。

　彼によると、これらの患者の脳には明らかな損傷があるわけではなく、「動的損傷」が原因になっているのだった。このシャルコーの「動的損傷」は、少なくとも直接的に観察が可能なものではなかった。彼がこのような仮定的存在によって問題を説明しようとする理論をつくったことは、それ以降の心理療法のあり方を決定づける意味をもっていた。

　つまり、一方に、ヒステリーとかてんかんといった、明らかに異常な臨床的所見があり、他方に、その原因となっている器質的病変を観察できないという現実がある。そこで、患者が示す精神や行動の異常の原因として一定の仮定的存在を設定し、それによって疾病としての説明すなわち医学的ナラティヴを組み立てるという態度が、このときから受け継がれていくことになったのである。

　シャルコーはすぐれた教育者としても名を馳せ、教え子には多数の著明な医学者が含まれている。その一人がジークムント・フロイトである。

　フロイトは、よく知られているように、意識の下に「無意識」や「イド」等という、自分では知覚できない領域があり、そこで発動する自我衝動、性衝動、死の衝動といったものが、人間の行動を動機づけているという理論を唱えた。師であったシャルコーにならって、最初は催眠療法を実践したが、やがて、患者の心に浮かんだことをそのままに言葉にしてもらう「自由連想法」を考案した。

　こうして、彼は精神分析と呼ばれる方法論を生み出し、アルフレッド・アドラーやカール・ユング、ジャック・ラカンなどへと受け継がれる、心理療法の大きな柱の一つを築く。精神分析は、人間の内面にある心の本質――それはまた異常の本体でもある――を探り当てようと目論みながら、それをどうとらえるかで分派し、自我心理学派、ラカン派、対象関係論派、関係精神分析派などが生まれた。

これに対して、人間の内面への探求を棚上げにして、直接観察できる対象としての行動だけに着目する、行動主義の立場を採用する人たちが現れた。彼らは、客観的に観察可能な現象としての人間の行動に関心を限定することで、「純粋に客観的な自然科学の領域[17]」としての心理学の確立を宣言した。

ジョン・ワトソン、イワン・パブロフ、ジョセフ・ウォルペ、バラス・スキナーなど、初期の行動主義者にとって、心理学は自然科学の一分野であり、唯物論の立場をとることが正しい探求の姿勢だった。つまり、心理現象は究極的には物質の働きによって生じる現象であり、「魂」や「精神」、あるいは「自由意志」のようなものも、突きつめれば物質の働きで生じている。こういったものを科学的に探求する手段をもっていない以上、これに立ち入ることに意味はないと考えた。行動主義派の心理学者たちは、ライプニッツのたとえ話で言えば、精神の機械の内部に入り込むのをやめることにしたのである。

彼らにとっての心理療法は、機械の内部を探ることではなく、機械に与える入力《インプット》と、機械の動作という出力《アウトプット》との関係を考察することで成り立つ。これは、当時流行していたサイバネティクスや、その源流と言える十八世紀の人間機械論を、ほとんどそのまま応用したものだった[18]。

このように、心そのものの探求を棚上げにすることで、一九五〇年代から六〇年代にかけて、多様な行動療法が考案されたのだが、七〇年代になると、人間の内面をより重視する流派が生じた。これが認知療法または認知行動療法である。

認知行動療法では、学習された認知過程が問題のある行動を引き起こすと見なし、認知のゆがみを修正することが治療になるとの仮説が採用された。つまり、精神分析のように、人間の動機を基礎づける本質的な実体を明らかにしようというのではなく、モデル――問題を生じさせるゆがんだ認知――を設定して、それを個々の患者の治療に使おうとする方法論である。

この目論見は非常に上手くいった。認知行動療法の最大の特徴は、医学的に診断された精神障害ごとに、ゆがんだ認知のモデルを設定した点にある。これは、医学が身体の疾患でずっと行ってきたものであり、本書で「実在論的」と形容してきた病像論にほかならない。そのために医師たちからの受けが抜群によかった。[19]

しかし、行動主義者たちに科学的合理性を欠くと批判された態度のほうが、心の病いには適切だと考えた人たちも、同時期に勢力を強めていった。彼らは行動主義とは正反対の立場をとり、「人間性心理学」と呼ばれる、まったく毛色の違う心理療法を始めた。

彼らは心理学が自然科学や情報科学の考え方に過度に依存することを批判して、以下の態度を共有した。

（1）クライエントの主観的経験を重視する現象学的態度をとること
（2）人間のもつ自己実現と自己成長の性向を信じること
（3）人間を自己洞察、自己決定および選択を行う能力をもつ主体ととらえること
（4）他者の経験を何とかして十分に理解しようと努め、他者を尊重し、価値を認めるという、個人間の関わり合いの態度をもつこと[20]

この系譜の代表が、カール・ロジャーズのクライエント中心療法、フレデリック・パールズのゲシュタルト心理療法、ルートヴィヒ・ビンスワンガーとメダルト・ボスの実存心理療法などである。心理療法にナラティヴの考え方を導入する人たちは、この系譜のなかから現れた。先の四つの条件に深くうなずきながら、人間の心――ライプニッツの精神の風車小屋――のなかにあるのは「物語」だと仮定してみた。すると、この仮定は、思いのほか多くの人たちの関心を引いた。つまり、精神分析の系譜や、人間性心理とは対極にあるはずの行動主義の系譜に属する心理療法までもが、この仮説を採り入れるようになったのである。[21]

2 〈私の物語〉への介入

物語的自己論

こうして、心のケアがようやくナラティヴという概念にたどり着く。第二章で見たように、心理学領域での物語的転回は、一九八〇年代から九〇年代にかけて、他の領域からやや遅れて生じた。しかし、いったんナラティヴという概念を使ってみると、そこには都合のよい特徴がいくつも見いだせるということが次第に理解されていった。

要するに、ナラティヴという概念そのものが多面的であり、人間の心という、単純な仮説をあてはめてもすぐに矛盾が生じるような複雑な題材を理解するのにうってつけだということが、次第に気づかれていったのである。

ナラティヴという概念の多面性の第一は、そこに主体と客体がともに内包されているという、他の概念にはめったに見られない特徴にある。

第二章で説明したように、「ナラティヴ narrative」という言葉は「語る」という動詞としてのニュアンスが強く、「ストーリー story」は「語られたもの」という名詞としてのニュアンスが強い。今日では、この両方の意味を併せもつ言葉としてもっぱら「ナラティヴ」が使われていて、この言葉は「語る」という行為の主体の意味と、語られたものという客体としての意味とをともに含むものとなっている。これは、心理学と哲学（特に、英米の経験論の系譜）のなかで次第に発達しつつあった自己論に特に適合する特徴だった。

心理学における物語的転回は、欧米のいくつかの地域で、相互に影響し合いながらも、個々の実践家や研究者が抱いた問題意識によって生じた。

米国には、プラグマティズムの伝統のなかで、心理学と哲学が結びつきながら展開する状況があり、ジェローム・ブルーナー、セオドア・サービン、およびナチスドイツをきらって米国に移ったエリク・エリクソンらがいた。米国では、第二章で見たように、人文社会科学における物語的転回による多くの成果も生みだされていた。そうしたなかで、自己を物語論の視点でとらえる「物語的自己 narrative self」論が生まれ、広く共有された。

ドナルド・ポーキンホーンは、ナラティヴとは、私たちが経験するさまざまな出来事を「統一された、理解可能な全体」に結びつけることによって意味づける認知プロセスであると主張した。[22] 私たちは人生のなかでさまざまな出来事を経験する。そうした出来事の一つ一つは、それぞれに意味をもつかもしれないが、他のいくつかの出来事とつながっているように思え、それらが一つの筋《プロット》をもつ物語の一場面となると、より大きな意味をもつように感じられる、ということである。[23]

こうしてつくられるのが「自己についての物語」であり、個人のアイデンティティと自己理解の基礎となる。「私とは何者か」という問いへの答えがそこにある。

ダン・マックアダムスによれば、ナラティヴという概念を用いて理論や実践を探求している人たちのあいだには、以下の六つのとらえ方が共通のものとして見いだされるという。

(1) 自己は物語られる
(2) 物語は人生を統合する
(3) 物語は社会的関係のなかで語られる
(4) 物語は時間とともに変化する
(5) 物語は文化的なテキストである
(6) 物語には優劣がある[24]

(1) は、自己は語り手であり、かつ語られた物語でもあるという二重の意味を含んでいる。第三章で、自己には眺める者としての「I」と眺められる対象としての「Me」の二面性があるというウィリアム・ジェームズの説に触れた。マックアダムズは、これを語る主体としての「I」と語られる対象としての「Me」としてとらえ直した。

しかし、このような二重性は、そのままでは自己の統合性を損ないかねない。そこで、（2）の物語のもつ統合する力が不可欠となる。ポーキンホーンのように、心理学者たちは、人間の個々の経験や、その時々にいだく感情などを、理解可能な全体に統合する認知プロセスとしてナラティヴをとらえたが、哲学者ポール・リクールは、人間の主体性と自己同一性の概念を分析し、「誕生から死まで伸びている生涯にわたってずっと同一人物であるとみなすのを正当化するものは何か。その答えは物語的でしかあり得ない」と結論づけ、これを物語的同一性 identité narrative と名付けた[25]。さらには、脳科学者のなかにも、脳には物語を語る力があり、それが意識の形成に必要だという説を唱える人も現れた[26]。
（3）から（6）までの説は、心のケアを行うための基礎となり得る。（3）の「物語は社会的関係のなかで語られる」と、（5）の「物語は文化的なテキストである」は、患者が生活空間のなかで、自らの力ではコントロールできない社会的関係や文化のなかに置かれているという想定につながる。その一方で、ケア者との対話空間で、新しい社会的関係や文化のなかに、自らの物語を置き直すことが心のケアになるかもしれないという可能性が開かれる。（4）と（6）は、患者の物語は変わり得るし、患者自身にとってより好ましい物語を手にすることができるのだという、心のケアが成立する可能性を宣言しているようなものである。

ハーマンスの対話的自己論と自己対面法

心理療法としてのナラティヴ・アプローチ、すなわち、患者（クライエント）の〈私の物語〉に介入して、それを望ましいものにつくりかえることを促すという方法は、マイケル・ホワイトとデイヴィッド・エプストンによって一九八〇年代に大きく展開される。

しかし、ここでは彼らに比べればあまり知られていない、オランダのヒューバート・ハーマンスのナラティヴ・アプローチのほうを最初に取り上げる。その理由は、〈自己は語り手であり、かつ、語られた物語でもある〉という物語的自己論が、そのままでは治療にならないという矛盾に早くから気づき、それを打開する奮闘を続けてきたのが、ハーマンスだからである。

物語的自己論には、重要な問題が残っている。〈自己は語り手であり、かつ、語られた物語でもある〉という自己論は、一見すると統合的なものに思えるが、よく考えてみれば〈語り手〉と〈語られた物語〉がどんな関係にあるのかについては何も述べていない。「語る存在としての自己（I）」と「語られる存在としての自己（Me）」を比較すれば、明らかに主体は「I」であり、「語られる存在としての自己（Me）」は客体にすぎない。しかし、心の問題に苦しむ人たちは、この主体性「I」に脆弱性を抱えているのだから、本人が望むような「Me」を語れるように介入すること自体が困難なのではないだろうか。

こうした矛盾を解決するために、ハーマンスは「自己対立法 self-confrontation method」を考案した。彼の方法論の核心には、自己を「組織化された評価プロセス」と見なす自己観がある。

心のケアを求める人にとって、自己（Me）をどう評価するかが最も重要な問題であるのだが、評価者である「I」のほうも弱っている。そこでハーマンスが着目したのは、ジェームズ自身が「I」と「Me」の二重性の矛盾に気づき、「Me」を「Mine」に拡張したこと、つまり、「Me」（経験的自己）は、その人が「自分のもの」だと思うもので構成されていると主張した点である。[27]ジェームズは、「彼の身体と精神力だけでなく、彼の服と家、彼の妻と子どもたち、彼の先祖と友人、彼の評判と仕事、彼の土地と馬、それからヨットと銀行口座」など、「自分のもの」の総和が自己なのだと主張した。[28]

ハーマンスにはもう一つの斬新で魅力的に見える手がかりがあった。オープンダイアローグを考案した人たちも参考にした、バフチンの「多声性」という概念である。

バフチンがドストエフスキーの長編小説に見いだした、独立していて融け合うことがなく、しかもそれぞれが固有の価値をもつ多数の声と意識というものを、ハーマンスは自己のうちにも見いだせるのではないかと考えたのだった。こうして彼は「対話的自己 dialogical self」という概念を生みだした。[29]

彼によると、私たちの心の風景には、無数の「私の位置」（I ポジション I-position）がある。私という存在は、その異なった位置のあいだの対話をつねに行っている。これが対話的自己である。

私の位置は、狭い意味での私の内側においても多種多様である（夫である私、父親である私、心理学者である私、ガーデニング愛好家である私などがいる）。それどころか、ジェームズが言う「拡張された自己」である「Meの領域」にも、私の位置がある。そういったさまざまな私の位置のあいだで対立が生じ、対話が行われる。対話は、「夫としての私」と「勤勉な科学者としての私」との間で生じる対立をめぐって行われることもあれば、学者である私が同僚の学者のジョンと行うこともある。

同僚の学者同士の争いも、それが「Ｍｅの領域」に含まれる存在であるならば、「私の位置」どうしの争いと見なすことができる[30]。

この対話的自己論にもとづいて、ハーマンスは自己対立法という心理療法を考案し、そのなかでヘルスケアの第三の関心領域である人生史というものを、きわめて明示的に扱った。彼によれば、人間は、過去、現在、未来についての自分の物語を語る際に、そこに含まれる個別的な出来事について、肯定的（快）、否定的（不快）、両義的（快であり不快でもある）のいずれかの意味づけを与える[31]。ただし、その評価は、ただ一つのものとして固定されるのではなく、複数の評価が併存していて、その時々の情動によって影響を受ける。

心理療法のセッションで、クライエントに、過去、現在、未来についての〈私の物語〉を語らせるために、ハーマンスは次のような質問を行った。

（1）過去
――あなたの人生にとって非常に重要または意味があって、今日でも重要な役割を果たしているものが、過去にありましたか。
――あなたの人生に大きな影響を与え、あなたの現在の存在になおもかなり影響を与えている、人、経験、または状況が、過去にありましたか。

（2）現在
――あなたの現在の生活には、あなたの存在にとって非常に重要な、またはあなたの存在に大きな影響を与える何かがありますか。

――あなたの現在の生活には、あなたに重大な影響を与える人または状況がありますか。

（3）未来

――あなたは、あなたの将来の生活にとって非常に重要な、または大きな影響を与える何かを予見しますか。

――あなたは、特定の人や状況があなたの将来の生活に大きな影響を与えるだろうと感じますか。

――あなたの人生のなかで重要な役割を果たすと思われる将来の到達目標や目的がありますか。[32]

第四章（一四八頁）に示したディグニティセラピーの質問と少し似ているように思うのだが、あちらが「大切な人」にまなざしが向いていたのに対して、こちらはあくまでクライエント自身に関心が向けられている。過去、現在、未来という人生史の各局面を評価させる際に、ハーマンスは肯定的または否定的な意味合いをもつ三〇項目の言葉のリスト（情動用語 affect terms）のなかから適切なものを選ぶように指示した。[33]

こうやって、自分の人生史に対する評価を自覚的に行わせ、しかもそれを数か月の時間をおいて反復して行わせることで、評価を変更したり、取り消したり、追加したりすることが柔軟にできるのだということを体験させるのである。

彼によれば、自己対立法の実践に際して、以下の三つの方針を貫かなければならない。（1）クライエントが自分の人生についての自分自身の物語を語り、個人的な意味体系の形でそれらを明確にできるようにすべきである（話題の範囲は、一般的な心理測定テストのように、科学者や専門家によって導入された変数に限定されるべきではない）。（２）評価と変化の峻別を想定すべきではなく、ある段階から別の段階への段階的な移行を促進するものでなければならない。（３）カウンセラーとクライエントの関係として、客体化する objectifying 関係ではなく、協力的な cooperative 関係にもとづくべきである。

「一人が専門家（セラピスト）の立場に、もう一人が素人（クライエント）の立場に置かれるのではなく」[34] という彼の言葉は、前の章で見たリフレクティング・チームやオープンダイアローグの考案者たちと同じように、その態度を表明しているように響く。

ホワイトとエプストンのナラティヴ・セラピー

その名も「ナラティヴ・セラピー」という、名実ともに介入的なナラティヴ・アプローチを考案した二人の心理療法士は、オセアニアに現れた。ホワイトはオーストラリアで、エプストンはニュージーランドで、いずれも主に家族療法を実践する心理療法士として活動し、しばしば連絡をとり、相談に乗り合っていた。

ホワイトが心理療法家として学んだのは、リフレクティング・チームを考案したアンデルセンも実践していたミラノ派家族療法だった。この心理療法では、サイバネティクスに影響を受けて、家族を一つの「システム」と見なすとともに、グレゴリー・ベイトソンの提唱した円環的認識論に沿って、家族のなかの特定の誰かが問題を引き起こしている原因なのだという見かたを否定するための面接法が行われていた。

ベイトソンは、あれかこれか式の二元論や、複雑な現象を単一の（あるいは少数の）原因に帰そうとする還元主義を「直線的 lineal」という言葉で批判した。[35] 英語では「直線的」をlinearとlinealの二つの言葉で表現する。linear は「二点を結ぶ」という意味、lineal は「一方的に流れる」という意味である。そのため、ベイトソンは、複雑な現象を単純な「原因と結果」の二要素に帰するととらえ方だけでなく、「原因と結果」という関係性が逆転不能なものと見なすことをも批判した。彼に言わせれば、ある現象に関連する諸要素のいずれもが原因となり得るし、また結果にもなり得るという関係性をもっているのである。

これを引きこもりの少年に悩む家族に当てはめれば、「母親の育て方が悪かった」というような単一の要因に原因を帰するのではなく、母親、父親、きょうだい、少年自身という家族の構成員がすべて何らかの影響を及ぼし合っていて、いわばすべての人が原因でもあり、かつ結果でもあるという円環的 circular な因果関係で結ばれているととらえることになる。

ホワイトは、ベイトソンの「過剰さの抑制」という発想に特に影響を受けたと述べている。[36] 人間は、この世界にあるさまざまな出来事のなかから、どれに反応するかを選ぶための「前提のネットワーク」をもっている。そのことをベイトソンは「過剰さの抑制」と呼んだ。

ホワイトが摑み取ったベイトソンの思想の鍵は、多種多様な出来事のなかから、ある特定のものだけを選び取って意味を与えて人生に取り込んでいるという、選択性である。人はさまざまな出来事の経験のなかから、意味を見いだすものを選び取って自分の人生に取り込んでいる。そして、それを言葉や絵などを使って記述することで、出来事を記述に変換する。そういった言葉や絵を説明しようとすることで物語がつくられる。この発想が彼らのナラティヴ・セラピーの中心に据えられていく。

エプストンは、一九八一年にアデレードで開催された第二回オーストラリア家族療法会議で発表されたワークショップが、ナラティヴ・セラピーの「誕生」だったと見なしている（九〇年代初めまで、そのような名前は与えられなかったのだが）。[37]

自分たちの技法と、その理論的基盤を組み立てていくなかで、彼らはきわめて学際的な態度をとり続けた。とりわけ、クリフォード・ギアツに代表される人類学の視点、アーウィン・ゴフマンの社会学、ミシェル・フーコーによる権力と知識の関係についての洞察、ロラン・バルト、ピーター・ブルックス、ジャック・デリダなどのポストモダニズム的評論、そして、心理学のなかではベイトソンとブルーナーに特別な影響を受けた。特にマイケル・ホワイトが、そういった異分野の人たちの研究から着想を得て、自分の臨床現場で大胆に応用している様子には驚かされる。

彼らが考案したナラティヴ・セラピーの根底にある考え方は、第三章で述べた、患者自身にも〈私の物語〉が見えなくなる場合があり、それを見いだしたり、つくり直したりする作業を、ケア者の支援を受けながら行うというものであるように思う。

ホワイトとエプストンは、ある人が自分の人生について構築している特定の物語は常に選択的であり、それだけがその人の唯一の〈私の物語〉ではないはずだという立場をとる。「問題が飽和したストーリー」が支配的になると、人々は自分の人生に対処することがますます困難になり、問題のない経験を彼らの記憶と認識から除外する。

ホワイトたちが試みた技法は、目がくらむほどに多岐にわたる。これを短い期間に考えついて実践したというのが信じられないほどなのだが、そのホワイトは、二〇〇八年に心臓発作で五十九歳の若さで急逝した。彼の仕事はアデレードのダルウィッチ・センターにアーカイブされ、その著作の多くが日本語に翻訳されて解説などもされているので、ここでは、それらを〈私の物語〉にどう立ち入ろうとしているか、という観点から概観する。

（1）私から問題を切り離す――外在化する会話

外在化する会話は、クライエントが私の内部にあると信じ込んでいる問題の原因を、私の外部にあると想定してもらい、その想定のもとで会話をすすめ、〈私の物語〉を語り直すことを促すものである。

この発想は、本書でずっと考えてきた実在論と構築論というヘルスケアの二つの病像によく当てはまる。ただし、ここでは、被ケア者であるクライエントのほうが実在論に囚われている状況が想定されている。クライエントは、自分の抱える問題の原因を私の内にあると信じている。「それは、あなたがそう信じているにすぎない」と言われても、「いや、絶対に私が悪いのだ」と譲らない。〈人間の認識とは独立して問題が存在している〉という実在論的な病因論を、被ケア者の側が信じているという状況がある。

ケア者は、クライエントが囚われている実在論的な認識の枠組みそのものを破壊しなければならない。だから、〈自分ではない存在〉によって問題が引き起こされているという大胆な想定のもとで会話を進めてみるのである。

ホワイトは、六歳になっても、衣服のなかや床などに排便を繰り返す遺糞症で、他の治療が功を奏さないニックという子どもに対して、問題行動を起こさせているのは「プー」という名の、したたかでずる賢い存在だと仮定して、本人や両親との会話を進めた[38]。プーPooは、子ども言葉の「うんちpooh」と同じ発音だから、とても自然なネーミングと言えるだろう。問題は、ニックがプーと仲良しになっていて、プーをいじくって壁にこすりつけたり、隠したり、ボールのようにしていることである。会話を進めるなかで、プーがニックの勉強や友だちづくりに悪い影響を与えていることや、両親の気持ちを落ち込ませたり、親戚とのつきあいを難しくしていることを、本人たちから聞き出していく。そんな会話を繰り返すなかで、ニック自身がプーに惨めな思いをさせられてきたことを自覚するようになり、プーがずる賢いやつで、その要求がたちの悪いものに思えてくる。やがて、それを拒んでみようという気持ちがわいてくる。

当然ながら、外在化のもって行き場をどう設定するかで、この方法の成否も左右されるのだろう。「プー」の役割を特定の実在する個人にするわけにはいかないだろうし、架空の存在にするにしても、クライエントが受け入れられるものにする必要がある。日本では、「妖怪セラピー[39]」を実践している人たちがいるが、その想定を本人が受け入れていることが前提になる。

この方法は子どもにしか使えないかのように思われるかもしれないが、擬人化されたもの、キャラクター的な特徴を感じさせるものではない対象を外在化の行き先にすることもできる。柏葉修治は、二十歳のうつ病患者の男性に外在化を促すことに成功した実践例を報告している。患者は、「どこか外から〔鬱〕という〝ぐちゃっとしたもの〟がやってきて、脳のスイッチをオンにしてしまう」「自分のせいでそうなるのではなく、その〝ぐちゃっとしたもの〟が勝手にぼくの脳を操作してしまう」と納得し、その〝ぐちゃっとしたもの〟と少しずつ距離をとれるようになっていったという[40]。

あるいは、ホワイト自身が、外在化の場として疾患や症状そのものを想定することで自分の病いをとらえ直した実践例を報告している。自傷行為を繰り返すサラという女性との面接を、ホワイトは、「サラの人生における自己嫌悪の作戦行動の主要な結果の一つは自傷行為であった」と記述している。

つまり、物理的にはサラの行為にほかならない「自傷行為」というものから、サラという行為主体を除去して、「自己嫌悪」に主体性を与えて、それが「作戦行動」をとっているという概念操作を行うのである。このような概念操作は、多くの人が自然に行っている。江國滋の有名な俳句「おい癌め酌みかはさうぜ秋の酒」を引き合いに出すまでもなく、身体的疾患はしばしば患者本人を苦しめる存在、つまり患者とは独立した行為主体であるかのように想定される。

ホワイトの実践例は、これと同じことを心の病いについて行っているのである。細胞や分子レベルでの病因や病態の解明が進むにつれて、統合失調症を「脳内の神経伝達物質が引き起こしている」というように、器質的原因を外在化の行き先にすることがたやすくなるかもしれない。あるいは、人間が太古の昔からしていたように、時間とか自然、老化といった、自分には制御することのできないもの——なおかつ、万人に対してほぼ平等に振る舞うもの——に問題の本質的な原因を帰することも、外在化と同じ意味があるかもしれない。

(2)私の物語を語り直す——再著述する会話、ユニークな結果を際立たせる会話、足場づくり会話

ホワイトは、〈私の物語〉は、本人にとってより好ましいものに語り換えられるという信念のもとで、クライエントにそれを自覚させ、自らの手で語り換えを促すような会話(再著述する会話 reauthoring conversations〉を進める。

クライエントは、セラピストに自分の抱える問題と、助けを求めるに至った経緯を語るのだが、その語りには、失敗や挫折、喪失の経験、自らの無能や無力感といった問題が充満している。そうやってつくられている〈私の物語〉は、もっと違った幾通りもの物語があるなかの、ほんの一つにすぎないのに、クライエントの心を完全に支配してしまっている。その意味で、ホワイトたちはこれを「ドミナントな物語」と名づけて、それ以外の「オルタナティヴな物語」を見いだすように仕向けていく。

そのための取り組みの一つが、クライエントが価値を見いだしていないが、もしかすると重要な意味をもつかもしれないような出来事や経験を思い出して、それを会話のなかに盛り込んで話してみることを促すことである。そうした出来事や経験のことを、ホワイトは、ゴフマン[41]の用語を用いて「ユニークな結果 unique outcome」と呼んだ。

それらは「ドミナントな物語」のなかでは落ち着きどころを見いだせないのかもしれないが、別の筋立ての物語のなかではもっと光り輝くこともあるかもしれない。当の本人には、その価値が見えていないのだから、セラピストが積極的な役割を担い、クライエントの経験のなかには、価値が見いだせるものがあるのだということを確信してもらえるように努め、〈私の物語〉の語り換えを促していく。そのような会話（ユニークな結果を際立たせる会話 conversations that highlight unique outcomes）のなかで留意すべきなのは、語り換えを行う主体、すなわち「オルタナティヴな物語」の著作者はあくまでクライエントであり、セラピストはそれを支援するという、協働的な位置取りをつねに心がけることである。

ホワイトは、クライエントはしばしば「単に意味を与えられる対象」「他者によって人生を展開される立場」としての位置を与えられているために、この「ユニークな結果を際立たせる会話」のなかで、自らの人生に価値を与えられる経験を新鮮に感じることが非常に多いという。

「オルタナティヴな物語」の著作者はクライエントなのだとしても、セラピストが彼らに何らかの足場を与えなければ、できることが限られてしまう。ホワイトは、ロシアの心理学者レフ・ヴィゴツキーによる子どもの発達についての研究に触発されて、これを「足場づくり会話 scaffolding conversations」と名づけた。

ヴィゴツキーは乳幼児期の発達についての研究を行い、自分の世話をする大人や、自分よりもよくできる子どもの存在によって、自分一人であればできるとは思えないような難しい課題を達成できる場合があることを見いだした。ただし、それは、子どもに疲弊や失敗感覚をもたらすような、難しすぎる課題ではダメである。ヴィゴツキーは、独力で達成できることと、他者との協働があってこそ達成できることとのあいだの領域を「発達の最近接領域[42]」と呼んだ。この領域に足場をつくるのは本人ではなく、大人や自分よりよくできる友だちである。

ホワイトは、この考え方をナラティヴ・セラピーに採り入れ、クライエントのための足場づくりをするようなセッションを行った。クライエントがいきなり「オルタナティヴな物語」を見いだすことは難しい。そこで、少しずつ段階を踏みながら、より難しい課題に挑戦するように促していく。ものを壊したり、恐喝や窃盗などをはたらいて、少年院に入っていた一四歳の少年ピーターの例では、初級の課題として、自分の置かれている状況に適切な名前を与えるという「問題の特徴づけ」をうながす会話が展開される[43]。その結果、「人生の自己管理ができていない」のがいまの自分の状況だということになった。

次に、中級の課題として、いくつかの問題をつなげていく「連想鎖」で考えるように会話を進める。人生の自己管理ができれば、どんなよいことがあるかを考えてもらい、少年院に入らなくてよいし、よい仕事に就くことができるし、自分の居場所ができる、といった具体的なことが語られる。

さらに、「学習と理解の抽象化」という上級の課題に挑戦させる。具体的な話を統合しなければならない難しい課題なのだが、セッションに参加していたシングルマザーの母親が、息子には「権利がある」とつぶやいたのを、ホワイトは聞き逃さなかった。詳しく話を聞くと、自分の人生を自己管理する権利や、居場所をもつ権利があるのに、それを養父が奪ったのだという話が語られる。この新しい展開によって、「オルタナティヴな物語」への糸口が見えたと言えるだろうし、外在化の可能性（「養父によるいじめ」を養父から切り離して、「〇〇が養父にピーターをいじめるようそそのかしている」ととらえさせる）も開かれたのである。

（3）私の人生における登場人物の再編成——リ・メンバリングする会話

ホワイトは、「リ・メンバリング re-membering」という考え方を、文化人類学者のバーバラ・マイヤーホフから借りている。マイヤーホフは、東欧からのユダヤ人移民が入所するアーリアー高齢者センターで観察を行ったことで知られる。彼女は、「リ・メンバリング re-membering」という、「記憶する remember」と「メンバーを組み直す re-member」（memberを「メンバーを組む」という意味の動詞として用いて、接頭語 re-を付けたもの）との二重の意味が込められた新語を造った。[44]

マイヤーホフは、苦難を乗り越え米国で生きてきて、子どもたちからもあまり関心を向けられなくなったりしているセンターの入所者たちが、ある種の特別な過去語りをするのに気づいた。それは、単に昔の出来事を思い出したり、誰がいつ何をしたというような話をするだけにとどまらず、本人の人生に意味や秩序を与える働きをしているように思えた。すなわち、自分の人生史に帰属すると感じられる特別な「メンバー」を想起しながら、過去だけでなく、未来にも広がる人生史というものを思い定め、そこに意味とか秩序を見いだすことをしている、と言うのである。

ホワイトは、これを心理療法のクライエントに行わせようと試み、その会話を「リ・メンバリングする会話 re-membering combversations」と名づけた。ここでの特別な「メンバー」とは、クライエントの人生史のさまざまなタイミングで登場する人たちのことであり、過去や現在のみでなく、未来において重要な意味をもつと予想している人物でもよい。実際の知り合いでなくとも、影響を受けた本の著者や、映画や漫画の登場人物でもよい。人間でなくても構わない。ペットや、子ども時代に大事にしていたぬいぐるみでもよい。

そうやって、ホワイトはクライエントに「人生協会」の会員を改訂する機会を提供する。会員の身分を格付けして、昇格したり降格したり、「名誉会員」にしたり、またその資格を剝奪したりする自由を与える。ホワイトは、この「人生協会」こそが個人のアイデンティティにとって重要なものだと考えた。人は他者との関わりを柔軟に見直すことができ、それによって自らのアイデンティティを能動的に更新することができるはずだ。だからこそ、過去の受動的な回想ではなく、現在や将来の自分にとって重要な人物との意図的な関わり直しを促そうとしたのである。

（4）治療的対話を特別な機会にする――定義的儀式

もう一つ、ホワイトがマイヤーホフから借用した重要な概念が「定義的儀式 definitional-ceremonies」である。[45]「リ・メンバリング」と同じように特異な響きをもつこの表現を、マイヤーホフは、自分（あるいは自分たち）を定義する儀式、自分（たち）が何者であるかを明らかにしていく儀式という意味で使った。

マイヤーホフは、アーリアー高齢者センターの入所者たちにとって、自分たちのアイデンティティを確認するための「儀式」がいくつもあり、それらがとても重要な意味をもっていることに気づいた。毎金曜日の安息日のお祝いや、米国の学校の卒業式を真似した「学習修了式」のような特別なものに限定されず、彼らの生活のなかには、さまざまな儀式が組み込まれている。それらが、彼らのアイデンティティを演示する機会になっている。

たとえば、自分のことを大切に扱わない子どもたちや、自分よりも裕福なユダヤ人たちのことを公然と非難するのは難しいが、儀式の形をとれば、そのなかで自分の苦境を述べることができ、それを聞く人たちに罪悪感を抱かせることができるかもしれない。つまり、儀式のなかでは、特定の誰かを名指しで非難することなく、意中の相手にメッセージを伝えることができるのである（どことなく、前に紹介した断酒会の語り合いを思わせせないだろうか）。

これにヒントを得て、ホワイトはクライエントとのセッションを、一つの儀式に仕立てることを思いついた。とりわけ重要なのは、セッションをクライエントの人生を認証し、再評価する特別な場にすることである。

人々は、現実世界の儀式では、社会のつくった規範によって評価され、不適格、無能、障害がある、失敗者であるといった、ありがたくない認定を勝手に下される。そういったものとは対照的に、注意深く選ばれた聴衆の前で、クライエントは自分の人生史の物語を語ったり上演したりする機会を与えられる。この聴衆のことを、ホワイトは再びマイヤーホフの言葉を借りて、「外部の証人 outsider witness」と呼んだ（こちらは、人生紙芝居の発表会を思い起こさせないだろうか）。

〈私の物語〉を書き換える

前の二つの章では、解釈的および調停的なナラティヴ・アプローチがケアになり得ることを見た。そこで行われていたのは、〈ケア者が積極的に関与して、被ケア者の人生史を再構成して、それを証人・聴衆の前で演示する〉、および〈ケア者のみが正解を知っているという前提を放棄して、ケア者と被ケア者とが自由に発言できる対話空間を実現する〉というものだった。

これらはいずれも、患者やその他の立場の人たちが抱える〈私の物語〉を、まずはあるがままに受けとめようというものであったが、本章で見てきた自己対面法やナラティヴ・セラピーでは、その〈私の物語〉を望ましいものに書き換えることを促している。書き換えられるべき〈私の物語〉のスケールは、外在化する会話で紹介したいくつかの事例のように〈病いの原因〉という比較的小さなものから、人生のさまざまな局面での失敗や喪失の経験、病いによってもたらされたアイデンティティの破壊のように、人生史全般におよぶ大きなものまで、さまざまである。

いずれの場合でも、〈私の物語〉の書き換えがケアとして成り立つ仕組みは、ポーキンホーン（二一一頁）が主張したように、ナラティヴが個々バラバラの経験を「統一された、理解可能な全体」に結びつけることで、それらに意味を与える認知プロセスだという、物語的自己論の考え方で理解できるように思う。

外在化する会話は、それを身体機能や生活機能という比較的小さなスケールで行わせようという試みだろう。自分の内部にあると信じ込んでいる問題の原因を、自分の外部にあると想定する。たとえ一時的にであっても、その新奇な想定を「統一された、理解可能な全体」として信じることができ、しかも自分の苦しみが軽減されるのであれば、クライエントはそこで直接的なケア効果を実感することができる。

これに対して、自己対面法、再著述する会話、ユニークな結果を際立たせる会話、リ・メンバリングする会話などでは、ときに人生史におよぶもっと大きなスケールで〈私の物語〉の書き換えが促される。クライエントが信じ込み、固執している〈私の物語〉が、無数にあるはずの〈私の物語〉のうちの一つに過ぎないことを自覚させる。本来はもっと多様な〈私の物語〉が存在していて、そのなかからクライエントが選ぶことができるのだという書き換えの可能性に気づかせる。そのうえで、いま自分が信じ込んでいるものとは別様の〈私の物語〉に、統一性や理解可能性を見いだせるかどうかが鍵なのだが、そのための技法として、クライエントが必ずしも重視してこなかった出来事や経験を想起させて再評価させたり、人生史のなかの主要な登場人物を選び直したりといったことを試みさせる。これらは、アリストテレスが物語の構造上の要素としてあげたなかの、「筋」であるとか、登場人物のもつ「性格」とか「思想」といったものを見直してみることを、クライエントに促しているようなものかもしれない。

もちろん、病いを抱える人たちは、演劇や小説をつくる作家ではなく、〈私の物語〉を別様の

「オルタナティヴな物語」に書き換えることは容易ではない。そのために、その人に適したさまざまな技法を考案しては試み、試行錯誤を繰り返してきたというのが、実際のところなのかもしれない。個々の経験や出来事そのものを変化させるのは不可能なのだから、それらを違った背景のなかに置き直してみて、その新しい構図のなかで、それらの見え方が変わるかもしれないし、何よりもクライエント本人にとって受け入れられる自分自身の姿が見えてくるのかもしれない。

足場づくり会話や定義的儀式は、その別様な〈私の物語〉に統一性や理解可能性があることを信じられるようにするための、いわば補完的な装置といえるかもしれない。

心のケアとしての効果の実証

これらの介入的ナラティヴ・アプローチについても、ケア効果をもつ解釈的および調停的なナラティヴ・アプローチと同じように、ランダム化試験を含むケア効果の実証研究が行われ、一定のエビデンスが得られている。

ハーマンスらは、自己対立法の効果を青年期の慢性疲労症候群の患者で行った結果を報告している。慢性疲労症候群は、強い疲労感をともなう原因不明の疾患で、薬物療法や運動療法などが行われているが、確実な効果をあげているとは言えず、心理療法も試みられている。ハーマンスらは、患者を二つのグループに分け、一七人には六セット、一八人には一二セットの自己対立法のセッションを行った。対照群として一六人の健康な青年に六セットのセッションを行って、その効果を比較した。その結果、自己対立法による疲労軽減と、身体的・心理社会的な機能改善の有意な効果が認められ、しかもその効果は六セットよりも一二セットのセッションを行った患者グループでより顕著だったと報告している。[46]

一方の、ホワイトたちのナラティヴ・セラピーは、ここで見てきたように、単一の技法というよりは、いくつかの技法の集合体のようなものであり、それらがクライエントの状況によって柔軟に組み合されて使われる。そのため、ナラティヴ・セラピーの効果を検証しようとすれば、そこに含まれる技法を一つ一つ切り分けて検証するか、あるいはそれらを併用する際の原則や手順を定式化するなどの措置を講じる必要がある。それには相当の手間がかかるだろう。

ポルトガルの研究者たちが行った臨床研究では、経験の比較的少ないセラピストに実践マニュアルを与えて訓練を行い、それに沿ったセラピーを実践させるという方法で、ナラティヴ・セラピーの定式化を試みている。[47] 大うつ病性障害と診断された患者を二つのグループに分け、三四人にナラティヴ・セラピーを、二九人に認知行動療法を行って、効果の比較を行った。結果として、どちらのグループでも、セラピーの実施によって症状が軽減されたことが確認された。二つの手法の比較については、一つの測定方法（ＢＤＩ－Ⅱベック抑うつ質問票）では認知行動療法の効果のほうがすぐれている結果だったが、別の測定方法（ＯＱ－45・2）では両者の効果に有意差はなかった。

このような効果の実証からは、第四章と第五章で考えたのとまったく同じ二つの点が、あらためて浮き彫りになる。

第一に、介入的ナラティヴ・アプローチについても、ケア効果をもつ解釈的および調停的なナラティヴ・アプローチと同じように、ランダム化試験を含むケア効果の実証研究が行われ、一定のエビデンスが得られている、ということである。

「一定の」と留保がつくのは、それらを試みる前と後とでクライエントの状態を比較して、統計的に有意な効果が見られたという報告がなされている一方で、臨床研究の規模が単一施設での小規模なものであったり、従来の心理療法との比較をしても、その効果には特段の差異が見られないという結果も報告されているからである。

第二に、効果の検証のあり方として、構築論的な実践を、実在論的な方法で検証することへの疑問である。たとえば、右に紹介したナラティヴ・セラピーの効果の検証で用いられた「BDI-II ベック抑うつ質問票」と「OQ-45・2」は、いずれも患者が現在の状態について回答するアンケートである。前者は抑うつ症状の程度を測定するためのもの、後者はより広い領域の問題（症状による苦痛、対人関係、社会的役割の三つ）をとらえるためのものである。

これらを用いて、自己対立法やナラティヴ・セラピーの効果を測ろうという場合には、何とも不思議な状況が出現する。セラピストとのやり取りのなかで、クライエントは詳しい身の上話を展開する。そこで語られるのは、肉付けをもった個別の人生史の物語である。ところが、アンケートはカテゴリーで構成されている。セッションのなかで、妻や親との関係が詳細に語られたにもかかわらず、「私は他の人とうまくやっている」とか「性生活に満足していない」といった項目に、五段階評価で○を付けるよう指示されるのである。第四章で論じたように、カテゴリーによってつくられるのは、判で押したような物語でしかない。生々しい細部をもち、唯一不二のものであるような人生史の話を聞いたあとで、それをどこにでもありそうな物語に単純化して評価することに、おかしさを感じるのである。

もちろん、こうした測定は、あくまで効果の検証という臨床研究を行う場合の話で、個々のセラピーがうまくいったかどうかを測るものではないはずである。それでも、ナラティヴ・セラピーのような構築論的な手法が「検証によって効果を認められたもの」となるためには、このようにカテゴリー化された方法で臨床研究を行って証明しなければならないというのが、今日のヘルスケアの約束事になっている。

終章

ナラティヴがケアになるとき

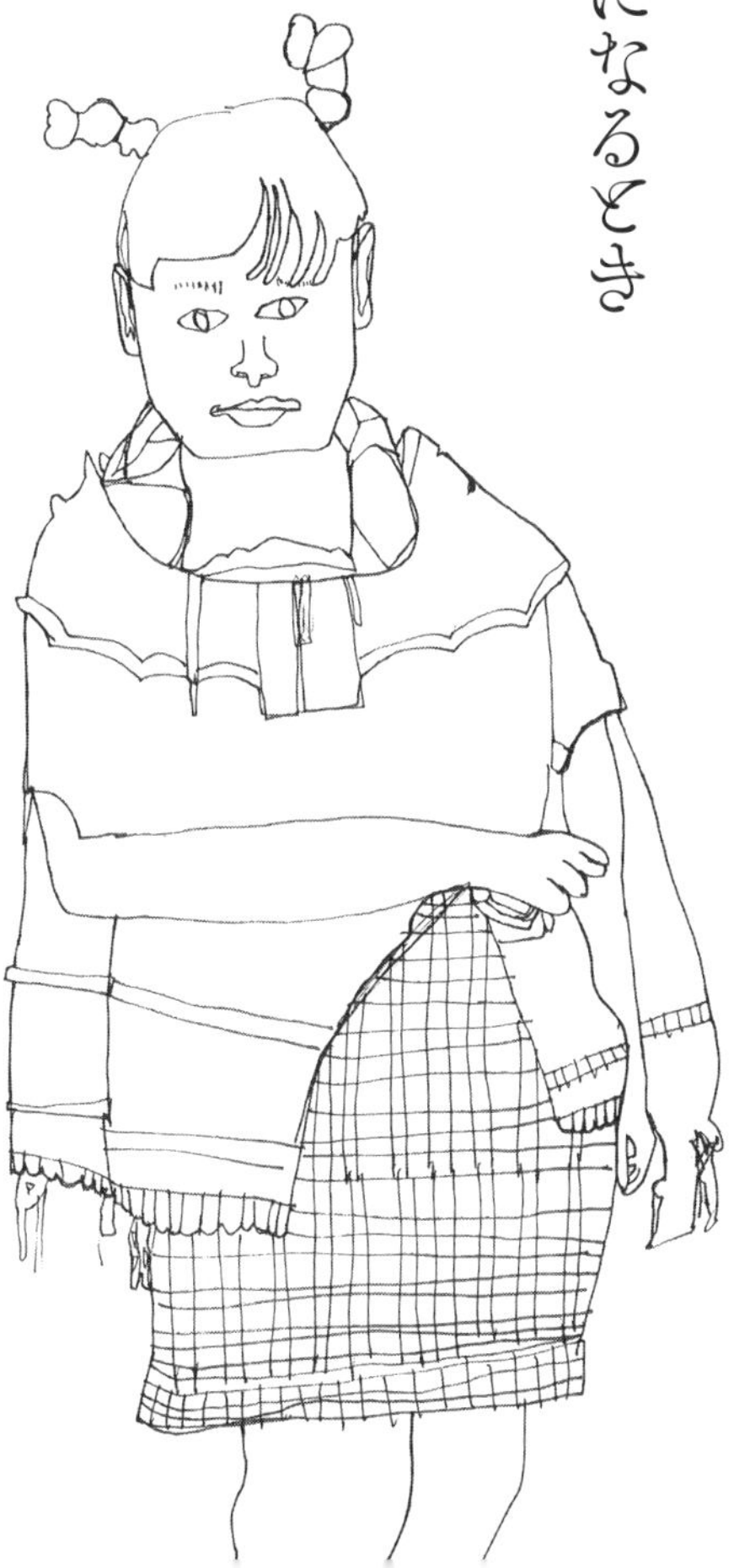

ケア者の関わり

本書の最後に、ナラティヴ・アプローチがなぜケアになるのかという、第四章と第五章で先送りにしてきた問いを考えよう。

第六章で見た介入的ナラティヴ・アプローチがケアになる理由は、〈ナラティヴが個々バラバラの経験を「統一された、理解可能な全体」に結びつけて意味を与える〉という物語的自己論の考え方で、概ね理解することができた。ハーマンスの自己対立法も、ホワイトとエプストンのナラティヴ・セラピーも、それぞれに独自の手法を開発して、このことを実現させようとしたものだったと言って、間違いではないだろう。

ならば、これと同じ理由で、解釈的および調停的なナラティヴ・アプローチがケアになるのだと、言えるだろうか。本書で取り上げた構築論的なヘルスケアの実践の数々を眺め渡してみると、物語的自己論によるこの説明には、重要な視点が抜け落ちていることは明らかであるように思う。

それは、ケア者の関わりである。

これまでに見てきた、「ケアになっているナラティヴ・アプローチ」のいずれにおいても、ケア者はかなり手の込んだ関わりをしていた。解釈的ナラティヴ・アプローチとして取り上げた実践例では、通常の臨床現場ではめったに出会うのことのない、患者の人生史の話を語ってもらうという関わりが行われていた。しかも、〈ケア者が積極的に関与して、被ケア者の人生史を再構成して、それを証人・聴衆の前で演示することが、心のケアになる〉ためには、「人生史の再構成」やその「演示」を、ケア者が積極的に行うか、あるいは少なくとも患者が行うのを「聴衆」として関心をもって聞いているのでなければならなかった。

調停的ナラティヴ・アプローチの実践例では、ケア者は対話空間そのものをしつらえ直すという関わりをしていた。それは、〈ケア者のみが正解を知っているという前提を放棄して、ケア者と被ケア者とが自由に発言できる対話空間〉を生み出すという、これも通常の臨床現場ではまず実現していないものである。

リフレクティング・チームやオープンダイアローグがきわめて革新的であるのは、〈ケアする私〉と〈ケアされる私〉の関係を、ピンで留められていたかのような図式から解き放つ点にある。〈ケアする私〉だけが保持してきた、専門家として「正解」を述べる特権が棚上げにされ、ケアの「正解」は、そこで行われる対話によってのみ導き出され得るもので、それを事前に知っているものは誰もいないという前提が共有される。

しかし、よく考えてみれば、ケア者のみが正解を知っているわけではないという状況は、実は今日のヘルスケアの現場ではありふれたものになっている。決定的な治療法のない慢性疾患でどんな治療方針をとるべきかとか、医学的なエビデンスが十分に得られていない問題――第三章で論じたヘルスケアの三つの関心領域で言う、生活機能や人生史の領域で生じている問題――への対処方法などは、医師をはじめとする職業的なヘルスケアの専門家が「正解」を知っているとは言えない。そのような状況では、「正解」は、そこで行われる対話によってのみ導き出され得るもので、それを事前に知っているものは誰もいないという前提を、ケア者が被ケア者と率直に共有するほうが望ましいのではなかろうか。そう考えれば、リフレクティング・チームやオープンダイアローグが提示する対話の形は、決して特別なものではなく、未来のヘルスケアの姿を先取りしているように思えてくる。

このように、ナラティヴ・アプローチがケアになるためには、〈ケア者の関わり〉が肝心で、しかもその関わりは、患者の人生史に触れたり、対話空間のしつらえ直しをしたりするものでなければならないようだ。しかし、それは通常の診療場面では望むべくもない、難しいものなのだろうか。

対話実践への協働の姿勢

これについて、マーク・ヘイワードは興味深い指摘を行っている。彼によれば、心理療法の効果を検証した臨床研究を広く概観すると、心理療法の効果は多数の独立した研究によって立証されていることは確かなのだが、その効果の多くはケア者とクライエントの関係や連携によってもたらされるもので、特定の手法とか、そこに含まれる特定の技術が、特定の効果をもたらすというエビデンスは得られていないと言う[1]。

ヘイワードの説からすると、心理療法は、西洋医学の薬よりは漢方薬と似ていて、特定の成分が特定の効果をもたらすのではなく、さまざまな成分が混在したものが総体として効果をもたらしている、ということなのかもしれない。そして、その総体とは、ケアする側とされる側とが、これから行おうとする対話実践を信頼して、それに取り組むという協働の姿勢なのだろう。

そうであれば、ナラティヴ・アプローチがケアになる理由は、解釈、調停、介入という、〈ケア者の関わり〉の形が異なっても、まったく同じように理解することができるのではないか。いずれの場合でも、煎じ詰めれば、ケア者と被ケア者とが、これらの対話実践に協働で取り組む姿勢をもっていることが最も肝心だということである。〈ケア者が積極的に関与して、被ケア者の人生史を再構成して、それを証人・聴衆の前で演示する〉ことも、〈ケア者のみが正解を知っているという前提を放棄して、ケア者と被ケア者とが自由に発言できる対話空間を実現する〉ことも、〈ナラティヴが個々バラバラの経験を「統一された、理解可能な全体」に結びつけて意味を与える〉ことも、対話実践への協働の姿勢を具体的な形にするための方法論にすぎないのかもしれない。

そう考えると、本書で描いてきたいくつもの対話実践のなかで、ケアになっているものとそうでないものとの区別を、少しは明確にとらえることができるように思う。

本書の冒頭で、ありふれた日常診療のなかで、解釈、調停、介入という三つのナラティヴ・アプローチと言えそうな対話実践が広く行われている様子を描いたのだった。これらのなかで、唯一ケアになっていると言えそうなのは、最後のところ、すなわち看護師が「鈴木さんは頑張ってこられたと思います」と声をかけてからの部分のみだろう。この場面以外では、ケア者たちも患者も、「対話実践への協働の姿勢」を共有しているとは思えない。

この話の第一幕では、抗癌剤の効果が見られず、緩和ケア中心の治療に切り替えたいという話を、医師が患者にするのだが、患者は言葉を発しない。医師が出ていったあとで、患者が一方的に看護師に不満をぶつける。ここまでの言葉のやり取りは、対話と呼ぶことすらできないようなものである。なぜなら、語り手であるケア者が、聞き手である患者に一方的に語っているだけで、自分が聞き役にまわるという役割の交換がない。その後、看護師たちが患者の本心について解釈する場面になるのだが、ここには肝心の患者がいない。患者の息子が数年前に癌で死んだらしいこと、その息子と主治医が同じ年格好だということが語られるが、それを患者との話し合いのなかで話題にした様子もない。

第二幕では、ケア者たちが患者と話し合いの場を設定している。しかも、ここで彼らが設定しているのは、看護師が進行役をつとめて、医師と患者の考え方を聞いていくという、従来型のインフォームド・コンセントよりも先進的な話し合いの形である。つまり、患者は医師には意見が言いにくいのだから、看護師などが関わって、率直な意見を言いやすい環境を整えようという考え方が背景にあるはずである。しかし、この場面では、肝心の患者がほとんど言葉を発しておらず、対話実践への協働の姿勢が見られない。

第三幕の最後のところで、看護師が思いきった声かけをして、患者が泣きだす。それから数分間のあいだ、患者は泣き続け、看護師はそこに居続けた。患者は泣き止み、看護師に向かって「もう頑張る必要ないんだね」と語る。この短い場面は、医師が立ち去って、患者と看護師が、置き去りにされたような状況になるなかで、いわば偶発的に生まれた。

ふだんは多くの言葉を交わす関係でもない人間どうしが、偶発的に二人だけになって、何か言葉を発しなければ気まずいかのような雰囲気になることは、よくある（たとえば、エレベーターのなかで、上司と二人だけになった部下のように）。しかし、ここでは、一方は死の淵に立つ病人である。看護師は、偶発的に二人だけになったその瞬間に、相手と自分のあいだの大きな差異に気圧されたのかもしれない。だからこそ、これまでほとんど触れずにいた、患者の「人生史」の領域に立ち入るような言葉を発したのかもしれない。

もちろん、彼女としては、なおも患者の人生史に立ち入っているつもりはないのかもしれない。そうだとしても、その何気ない「鈴木さんは頑張ってこられたと思います」という言葉は、病者にとっては人生史を評価されたかのようなもの、つまり、「ご自分の人生を」という言葉が省略されたものとして、胸に入ってくるのである。

ここでも、患者がケア者の言葉を深読みしているにすぎないのかもしれず、「対話実践への協働の姿勢」は成立していないのかもしれない。それでも、患者が泣いているあいだ、この看護師はそこにいて、患者の苦しみを受けとめようとしていたはずである。もちろん、ケア者と被ケア者との役割は交換可能なものではない。病いを抱えて苦しんでいるのは患者であり、その苦しみそのものは、他人が感受することは不可能である。ただし、ケア者の側にも苦悩があり、とりわけ根治が容易ではない疾患の場合には、自分たちに打てる有効な手立てがないという無力感にさいなまれたりする。

弱さの共有

さて、本書はこれでお終いである。実在論と構築論という二つの疾病観を対置させ、それによって、ナラティヴ・アプローチというものを、エビデンス・ベイスト・メディスンが象徴する実在論的なヘルスケアと対置し得る構築論的なヘルスケアとして位置づけてきた。そうすることで、「心理療法」として行われているナラティヴ・アプローチと、ヘルスケア全体のなかで広く行われている(ただし、空気のように存在しているにすぎない)ナラティヴ・アプローチとを同じように扱ってきた。そうやって広い括りのなかでとらえることで、ナラティヴ・アプローチを、解釈、調停、介入という三つの様相をもつ対話実践の集合体として眺める視界が開けた。

後半の三つの章を通して、これら三様のナラティヴ・アプローチを眺めたのだが、そこには、目を見張るような実践の多様性と、それを考案した人たちの柔軟で大胆な発想があり、解釈や調停という対話実践でさえも、ときにケアとして成立する可能性をもっていた。

私たちが、ヘルスケアのなかでの対話実践に、もう少し価値を認めて、それにふさわしい明確な位置づけを与えようとするには、制度をあらためて、より質の高い対話実践に診療報酬を認めるようにするとか、長年の懸案になっているプライマリ・ケアを実効的なものとして確立することも必要だろう。

その一方で、対話実践への協働での取り組みは、単に制度の改善で実現できるとも思えない。本書でしばしば強調してきたように、ケアされる側の視点からケア者がどう見えているかを考えなければ、どんなに理想的なケアを行っているつもりでも、ケア者の自己満足で終わってしまうかもしれない。ケアする側とされる側が真に同じ地平に立てるための要件がさらにあるように思うのである。これを限られた紙幅で論じきることは不可能だが、わずかな示唆を提供するために、最後に少し哲学の話をする。それは、人間の弱さvulnerabilityについての仮説である。

人工知能の発達によって、ずいぶんと人間らしい振る舞いのできるロボットが登場している。そのなかでちょっと面白いのは、ロボットのもつ弱さが重要かもしれないというスタンスで研究を行っている人たちがいることである。[2]

そこで、こんな状況を考えてみてほしい。近い将来、少子高齢化がいっそう進んで、健康管理の基本的なところをロボットが補ってくれるとする。検査や診断、簡単な治療さえも行う。前に見た、プライマリ・ケアのある部分をロボットが行うイメージである。ディープラーニングの進化によって、ロボットなのに、とても態度がよい。丁寧にあなたの話に耳を傾けてくれるとする。

その場合、あなたがそのロボットに「話を聞いてもらえてよかった」と思えるかどうかは、そのロボットが人間の言葉遣いや表情などの細部を完璧に模倣できているかどうかよりも、それに寿命があるかどうかに左右される、という仮説を考えてみたい。

そのロボットが、何年かのうちに確実に故障する（あるいはソフトウェアが陳腐化して動作できなくなる）とする。修理もできずに廃棄されることが分かっている場合と、メンテナンスによって半永久的に動作できる場合とでは、ロボットに対する私たち人間の反応が違うかもしれない。つまり、いずれ壊れてしまうロボットのほうに、親近感を感じて、自分の話を聞いてほしいと思うのではないかというのが、この仮説である。

もしもこの仮説が正しければ、私たちは〈いずれ死んでしまう存在〉どうしであるがゆえに、適切な聞き手になれるということになる。犬や猫のように、人間の言葉を、少なくとも完全には理解できないはずの動物に、「受けとめてもらえた」と感じることがあるのは、彼らが私たちと同じか、あるいはもっと早くに死んでしまう存在だからなのかもしれない。反対に、いくら良好な態度で話を聞いてもらえたとしても、その相手が〈いずれ死んでしまう存在〉であると思えないのであれば、いくら丁寧に聞いてもらえても、どこか空々しいと感じられるかもしれない。

このような弱さの仮説は、ヘルスケアのなかであまり論じられてこなかったように思うのだが、本書を通して眺めてきたナラティヴ・アプローチの根幹には、実はこのような特徴もあるのではないかというのが、筆者の見かたである。これについて、池田喬は、医療とりわけ看護などのケア理論でしばしば引用されるハイデガーの『存在と時間』について、こう述べる。

人間は究極目的に向かって自らを完成し、その完成状態に休らうことのできる神的な存在ではない。アリストテレスにも目立たないながらに含まれるこの発想をハイデガーは重く受け止め、人間の本来的な存在を、自らの存在の根絶としての死へと向けられ、自らの存在を決して意のままにできない非力さこそを受け入れる（引き受ける）ことに見いだしている。そして、この存在理解こそ、「気づかい」としての現存在の存在を、自らの来歴を自らの存在の事実として受け止めつつ、死の可能性という不確定の未来へと自らを投企しながら、現在に行為する時間的存在として解釈する『存在と時間』の真骨頂である（強調原著者）。[3]

「気づかい」と訳されているドイツ語の原語はSorgeであり、その意味は英語のcareよりはworryに近く、むしろ日本語の「ケア」に近いとも言われる。ハイデガーが自身が、この概念を用いて現実のヘルスケアについて論じているわけではないが、ケア者の側の死の可能性が、病いを抱える人へのケアを真に成り立たせる要件であるように思えてならないのである。つまり、ロジャーズらの言う他者への「無条件の肯定的関心」や「共感的理解」、あるいはシャロンの言う「患者の深い抑うつに耐え、そこから逃げ出さずにいられる能力」は、その前提として、このことを必要条件として成り立つのかもしれない、ということである。

〈他者のナラティヴを読む〉〈複数のナラティヴの前に立つ〉〈他者のナラティヴに立ち入る〉という、本書で考えてきたナラティヴ・アプローチが可能となるのも、究極的には「死に至る存在」である患者の前に、同じように「死に至る存在」としてケア者が立つ場合に限られるように思えるのである。もちろん、実際には、死は患者のほうに早く到来するのかもしれないが、患者は自分の目の前に立つケア者が、そのような自覚をもつ人であるか否かを、簡単に見抜くように思う。

第1章

▼1 蝶名林直彦、荻野美恵子、工藤翔二（2014）「3．今日の「説明と同意」と診療報酬評価」日本内科学会雑誌、一〇三巻一二号、二九四九-二九五六頁

▼2 松村美代「抗VEGF治療をいつまで続けるか」第七二回日本臨床眼科学会インストラクションコース「医療倫理問題を様々な角度から考える。シリーズ（6）治療をいつまで続けるか？」二〇一八年一〇月一二日、東京国際フォーラム

▼3 Gerard Egan.（1986）. *The Skilled Helper : A Systematic Approach to Effective Helping ; 3rd edition.*Thomson Brooks/Cole Publishing Co.（G・イーガン『熟練カウンセラーを目指すカウンセリング・テキスト』鳴澤實、飯田栄訳、創元社、一九九八年、五-六頁）

第2章

▼1 このほかに、「物語」を意味する言葉として、tale, saga, account, talk, legend, romance, novel, fiction, fable, episode, yarnなどがあるが、いずれもやや特殊なニュアンスを含んでおり、フィクションと現実の両方の文脈で一般的な「物語」を意味して使われるのは、narrativeとstoryに限られる。

▼2 福田眞人（2008）「明治翻訳語のおもしろさ」言語文化研究叢書、第七号、一三三-一四五頁

▼3 Ἀριστοτέλης. *Περὶ Ποιητικῆς*（アリストテレス『詩学』今道友信訳〔『アリストテレス全集第十七巻 詩学・アテナイ人の国制・断片集』岩波書店、一九七二年、一-一二五二頁〕）『詩学』が書かれたのは、およそ紀元前三三〇年以後とされる。

▼4 アリストテレスは多様な形式の物語を広く論じているのだが、彼の『詩学』は、主に悲劇と叙事詩を分析したところまでしか残っておらず、第二十六章で次に喜劇を論じようという予告をしたところから先が失われてしまっている。それでも今日でもしばしば言及される遺産を物語論研究に残した。

▼5 Paul Ricoeur.（1983）. *Temps et Récit, I.* Seuil.（P・リクール『時間と物語Ⅰ』久米博訳、新曜社、一九八七年、九九頁）

▼6 Cynthia Klestinec.（2004）. A History of Anatomy Theaters in Sixteenth-Century Padua. *Journal of the History of Medicine and Allied Sciences*, 59(3), 375-412.

▼7 Terry Eagleton.（2011）. *Literary Theory: An Introduction, 2nd Revised.* John Wiley Blackwell.（T・イーグルトン『文学とは何か——現代

批評理論への招待（上）』大橋洋一訳、岩波書店、二〇一六年）

▼8 Émile Benveniste.（1966）. *Problèmes de Lnguistique Générale*. Éditions Gallimard.（É・バンヴェニスト『一般言語学の諸問題』岸本通夫監訳、みすず書房、一九八三年、二一九頁）

▼9 Gérard Genette.（1972）. *Discours du Récit in Figure III*. Seuil.（G・ジュネット『物語のディスクール――方法論の試み』花輪光・和泉涼一訳、水声社、一九八五年、一七頁）なお、前に述べたように、フランス語のhistoireには、「歴史」の意味も「物語」の意味もあるため、一見するとバンヴェニストの「歴史」と混同しそうになるが、ジュネットのいうhistoireは、歴史ではなく、英語のstoryの意味と解するべきものである。

▼10 橋本陽介（2014）『ナラトロジー入門――プロップからジュネットまでの物語論』水声社、五三-七八頁

▼11 **Виктор Б. Шкловский.**（1917）. **Искусство как Прием.**（ヴィクトル・シクロフスキー、松原明（訳）「手法としての芸術」、桑野隆・大石雅彦編『ロシア・アヴァンギャルド6 フォルマリズム』国書刊行会、一九八八年、二五-二六頁）

▼12 Stanford News.（2005）. "'You've Got to Find What You Love,' Jobs Says" https://news.stanford.edu/2005/06/14/jobs-061505/（2005/06/12掲載、2019/09/01閲覧）

▼13 Claude E. Shannon, Warren Weaver.（1949）. *The Mathematical Theory of Communication*. The University of Illinois Press.（C・E・シャノン『通信の数学的理論』植松友彦訳、筑摩書房、二〇〇九年、二二頁）

▼14 Roman Jakobson.（1980）. *Framework of Language*. Univ of Michigan.（ロマン・ヤコブソン『言語とメタ言語』池上嘉彦・山中桂一訳、一九八四年、一〇二頁）

▼15 このように、人間のコミュニケーションをシステマチックにとらえる見かたは、この時代の一つの大きな流行であった。シャノンのほかに、アラン・チューリング、ジョン・フォン・ノイマン、ノーバート・ウィーナーといった人たちが、今日の情報化社会の源流に立っている。

▼16 Михаил М.Бахтин.（1963）. Проблемы поэтики Достоевского, Изд. 2-е.（ミハイル・バフチン『ドストエフスキーの詩学』望月哲男・鈴木淳一訳、筑摩書房、一九九五年、五-一六頁）

▼17 同書、三七-三八頁

▼18 John L. Austin.（1962）. *How to Do Things with Words*. Oxford University Press.（J・L・オースティン『言語と行為』坂本百大訳、大修館書店、一九七八年）

▼19 Émile Benveniste.（1974）. *Problèmes de Linguistique Générale II*. Éditions Gallimard.（É・バンヴェニスト『言葉と主体――一般言語学の諸問題』阿部宏監訳、前島和也・川島浩一郎訳、岩波書店、二〇一三年、八一-八二頁）

▼20 Richard Rorty（Ed.）.（1992）. *The Linguistic Turn: Essays in Philosophical Method*. University of Chicago Press.

▶21 Kristin M. Langellier.（2001）. Personal Narrative. In Margaretta Jolly（Ed.）, *Encyclopedia of Life Writing: Autobiographical and Biographical Forms,* Vol.2, Fitzroy Dearborn, pp. 699-701.

▶22 Catherine K. Riessman.（2007）. *Narrative Methods for the Human Sciences*. SAGE.（C・K・リースマン『人間科学のためのナラティヴ研究法』大久保功子・宮坂道夫監訳，クオリティケア，二〇一四年）

▶23 William I. Thomas, Florian Znaniecki.（1918）. *The Polish Peasant in Europe and America: Monograph of an Immigrant Group*. University of Chicago Press.（W・I・トーマス，F・ズナニエツキ『生活史の社会学——ヨーロッパとアメリカのポーランド農民』桜井厚訳，御茶の水書房，一九八三年）

▶24 Bronisław K. Malinowski.（1922）. *Argonauts of the Western Pacific: An account of Native Enterprise and Adventure in the Archipelagoes of Melanesian New Guinea*. G. Routledge & Sons.（ブロニスワフ・マリノフスキ『西太平洋の遠洋航海者——メラネシアのニュー・ギニア諸島における，住民たちの事業と冒険の報告』増田義郎訳，講談社，二〇一〇年）

▶25 御厨貴（2002）『オーラル・ヒストリー——現代史のための口述記録』中央公論新社

▶26 Saul Friedlander.（1992）. *Probing the Limits of Representation: Nazism and the"Final Solution"*. Harvard University Press.（S・フリードランダー『アウシュヴィッツと表象の限界』上村忠男・小沢弘明・岩崎稔訳，未来社，一九九四年）

▶27 C・K・リースマン『人間科学のためのナラティヴ研究法』三頁

▶28 Robert Zussman.（2000）. Autobiographical Occasions: Introduction to the Special Issue. *Qualitative Sociology*, 23（1）, 5-8.

▶29 Frank Furedi.（2013）. *Therapy Culture: Cultivating Vulnerability in an Uncertain Age*. Routledge.

▶30 Dan P. McAdams.（2008）. Personal Narratives and the Life Story. In: Oliver P. John, Richard W. Robins, Lawrence A. Pervin（Eds.）*Handbook of Personality: Theory and Research, 3rd ed*. pp. 242-262.

▶31 Theodore R. Sarbin.（1986）. *Narrative Psychology: The Storied Nature of Human Conduct*. Praeger.

▶32 Jerome Bruner.（1990）. *Acts of Meaning: Four Lectures on Mind and Culture*. Harvard University Press.

▶33 Canadian Task Force on the Periodic Health Examination.（1979）. The Periodic Health Examination. *CMAJ*, 121, 1193-1254.

▶34 日本乳癌学会編（2018）『乳癌診療ガイドライン２疫学・診断編２０１８年版』金原出版

第3章

▶1 Ronald D. Laing.（1961）. *Self and Others.* Tavistock Publications.（R・D・レイン『自己と他者』志貴春彦・笠原嘉訳，みすず書房，一九七五年，一一〇頁）

▼2 予備校などによる大学入試難易度の分析では、東大や京大の理工系学部と、地方国公立大学医学部医学科の難易度が同等であることが示されている。たとえば下記を参照。河合塾医進塾「医学部入試情報２０２０：医学部入試結果分析２０１９（全体／国公立大学 全体概況）」http://ishin.kawai-juku.ac.jp/exam/result/（2019/07/03掲載、2019/07/20閲覧）

▼3 厚生労働省通達「脳血管疾患及び虚血性心疾患等（負傷に起因するものを除く。）の認定基準について」基発第一〇六三号、平成一三年一二月一二日

▼4 読売新聞「地域医療の医師残業上限「年２０００時間」厚労省提案：一般の倍、疑問の声も」二〇一九年一月一五日

▼5 中山祐次郎によれば、これは「とてもリアルな数字」で、「病院勤務医で、内科や外科など忙しい科では七時〜二二時三六分はとても自然」であるという。中山祐次郎「医者はなぜ忙しい？ 残業年２０００時間の衝撃：医師の視点」https://news.yahoo.co.jp/byline/nakayamayujiro/20190112-00110967/（2019/01/12日掲載、2019/01/30日閲覧）

▼6 毎日新聞「残業規制、厚労省案　医師の「献身」に依存　上限２０００時間、一般労働者の2倍」二〇一九年一月一三日

▼7 Louise Arnold, David T. Stern.（2006）. What Is Medical Professionalism? In David T. Stern（Ed.）, *Measuring Medical Professionalism*. Oxford University Press. pp. 15-37.

▼8 Project of the ABIM Foundation, ACP-ASIM Foundation, and European Federation of Internal Medicine.（2002）. Medical Professionalism in the New Millennium: A Physician Charter. *Annals of Internal Medicine*, 136（3）, 243-246.

▼9 Magali S. Larson.（1977）. *The Rise of Professionalism: Monopolies of Competence and Sheltered Markets*. University of California Press.

▼10 一般社団法人日本臨床心理士会（2001）「一般社団法人日本臨床心理士会倫理綱領」第一条の五 http://www.jsccp.jp/about/pdf/sta_5_rinrikoryo0904.pdf（掲載日不明、2019/07/20閲覧）

▼11 日本看護協会（2003）「看護者の倫理綱領」第一二条　https://www.nurse.or.jp/home/publication/pdf/rinri/code_of_ethics.pdf（掲載日不明、2019/07/20閲覧）

▼12 いうまでもなく、ヘルスケアに関わる専門職には、医師以外に多種多様なものがある。歯科医師、歯科衛生士、薬剤師、理学療法士、作業療法士、看護師、保健師、助産師、臨床心理士、診療放射線技師など、数え上げられないほど多岐にわたるが、いずれの職種の職能団体も、ほぼ例外なく倫理綱領を掲げている。そこに反映されている各職種のプロフェッショナリズムが、医師と同様に実在論を暗黙の前提としている場合には、倫理綱領の文言は医師たちのものに類似することになる。

▼13 Milton Mayeroff.（1971）. *On Caring*. Harper&Row.（ミルトン・メイヤロフ『ケアの本質――生きることの意味』田村真・向野宣之訳、ゆみる出版、一九八七年）

▼14 Nel Noddings.（2002）. *Starting at Home*. University of California Press. p. 19.

▼15 Nel Noddings.（1984）. *Caring: A Feminine Approach to Ethics and Moral Education*. University of California Press.（ネル・ノディングズ『ケアリング：倫理と道徳の教育——女性の観点から』立山善康・林泰成・清水重樹ほか訳、晃洋書房、一九九七年、二六頁）

▼16 Carol Gilligan.（1982）. *In a Different Voice: Psychological Theory and Women's Development*. Harvard University Press. p. 98.

▼17 片岡仁美（2012）「共感と医療について（エンパシースケールを中心に）」日本内科学会雑誌、一〇一巻七号、二一〇三-二一〇七頁

▼18 たとえば以下を参照。Frans B. M. de Waal, Stephanie D. Preston.（2017）. Mammalian Empathy: Behavioural Manifestations and Neural Basis. *Nature Reviews Neuroscience*, 18(8), 498-509. Adrian Raine.（2019）. The Neuromoral Theory of Antisocial, Violent, and Psychopathic Behavior. *Psychiatry Research*, 277, 64-69.

▼19 哲学者デイヴィッド・チャーマーズは、このような違いを、意識についての「やさしい問題」と「難しい問題」として区別し、脳科学者や哲学者を巻き込んだ論争を起こした。Chalmers, David J.（1996）. *The Conscious Mind: In Search of a Fundamental Theory*. Oxford University Press.（デイヴィッド・J・チャーマーズ『意識する心——脳と精神の根本理論を求めて』林一訳、白揚社、二〇〇一年）

▼20 Arthur C. Clarke.（1956）. Rescue Party. In: *Reach for Tomorrow*.（アーサー・C・クラーク「太陽系最後の日」、『明日にとどく』所収、山高昭他訳、早川書房、一九八六年、一三-六二頁）

▼21 Martin Buber.（1923/1932）. *Ich und Du/ Zwiesprache*. Insel Verlag/Schocken Verlag.（マルティン・ブーバー『我と汝・対話 新装版』田口義弘訳、みすず書房、二〇一四年、六頁）

▼22 ブーバーを批判したレヴィナスによれば、ブーバーの「汝—我」関係には、相手の側も私のことを「汝」として扱っているという暗黙の前提がある。そのために、一方的に魅了されるだけの関係や、騙さるような関係は議論の対象にされていない。

▼23 ミルトン・メイヤロフ『ケアの本質——生きることの意味』一九頁

▼24 ネル・ノディングズ『ケアリング：倫理と道徳の教育——女性の観点から』四六-五四頁

▼25 Rob Anderson, Kenneth N. Cissna.（1997）. *The Martin Buber-Carl Rogers Debate: A New Transcript With Commentary*. State University of New York Press.（ロブ・アンダーソン、ケネス・N・シスナ編著『ブーバー ロジャーズ 対話——解説つき新版』山田邦男監訳、春秋社、二〇〇七年、五九-一四三頁）

▼26 「他者」を論じた理論家たちは、この〈複数の他者をどう扱えばよいのか〉という難題に苦慮した。ブーバーは、「汝」とは私にとって「天空に充満」するような存在であり、他の者はその「汝の光」のなかで生きているにすぎないとさえ述べている。複数の他者を比較して、私が対峙すべき相手の優先順位をつけるようなことをすれば、その人たちはもはや「汝」ではなく、「それ」に格下げされてしまう。

▼27 Charles Taylor.（1989）. *Source of the Self: The Making of the Modern Identity*. Harvard University Press.（チャールズ・テイラー『自我の源泉——近代的アイデンティティの形成』下川潔・桜井徹・田中智彦訳、名古屋大学出版会、二〇一〇年）

▼28 デカルトは、「自己」という「精神」から独立した存在を認めなかったが、彼が相対的に地位を低めた「身体」については、医学者による探求が遠慮なく行われることになり、解剖や切片化が容認された。私たちが広くその恩恵に浴している近代西洋医学がそうやって展開されていったことも事実である。René Descartes.（1637）. *Discours de la Méthode.*（ルネ・デカルト『方法序説』谷川多佳子訳、岩波書店、一九九七年）

▼29 Kurt Danziger.（1997）. The Historical Formation of Selves. In: Richard D. Ashmore, Lee J. Jussim（Eds.）, *Self and Identity: Fundamental Issues.* Oxford University Press. pp. 137-159.

▼30 John Locke.（1690）. *An Essay Concerning Human Understanding. Book II.*（ジョン・ロック『人間知性論（二）』大槻春彦訳、岩波書店、一九七四年、三〇〇-三三五頁）

▼31 William James.（1890）. *The Principle of Psychology.* Henry Holt.

▼32 中村元（1990）『ウパニシャッドの思想』春秋社

▼33 西田幾多郎（1950）『善の研究』（岩波文庫）岩波書店、一三頁

▼34 Rita Charon.（2004）. The Ethicality of Narrative Medicine. In Brian Hurwitz, Trisha Greenhalgh, Vieda Skultans（Eds.）*Narrative Research in Health and Illness.* BMJ Books.（リタ・シャロン「ナラティブ・ベイスト・メディスンの倫理性」、ブライアン・ハーウィッツ、ヴィーダ・スカルタンス、トリシャ・グリーンハル編『ナラティブ・ベイスト・メディスンの臨床研究』斎藤清二・岸本寛史・宮田靖志訳、金剛出版、二〇〇九年、一四頁）

第4章

▼1 医政発第〇三三一〇四二号「広告可能な診療科名の改正について」平成二〇年三月三一日 https://www.mhlw.go.jp/topics/bukyoku/isei/kokokukisei/dl/koukokukanou.pdf（掲載日不明、2019/07/21閲覧）

▼2 ただし、医学的に不合理な組み合わせ（たとえば「老人小児科」）は認められず、以前には認められていたものでも、このリストにないもの（「神経科」「呼吸器科」「性病科」「肛門科」など）は、原則として標榜できない。

▼3 この役割を、医師以外の医療職、たとえば看護師が担う場合もある。高齢化と人口減少が加速しつつある日本で、医師以外の医療職の再教育を行うことなどでプライマリ・ケアを充実させることができれば、地域医療の存続がはかりやすくなるのではないかという議論もある。

▼4 Molla Donaldson, Karl Yordy, Neal Vanselow（Eds.）.（1994）. *Defining Primary Care: An Interim Report.* National Academy Press. https://www.nap.edu/catalog/9153/defining-primary-care-an-interim-report（掲載日不明、2019/07/22閲覧）

▼**5** 小野沢滋（2019）「技量も経験もない「かかりつけ医」という幻想」毎日新聞、医療プレミア https://mainichi.jp/premier/health/articles/20190208/med/00m/100/004000c（掲載日不明、2019/07/22閲覧）

▼**6** 厚生労働省「平成二八年（二〇一六年）医師・歯科医師・薬剤師調査の概況」をもとに計算すると、二〇一六年における日本の医師数（医療施設に従事する医師の数）は三〇万四、七五九人で、そのうち女性は六万四、三〇五人であり、女性比率は二一・一％である。「内科」に限定すると、女性比率が一六・四％であるのに対して、「外科」では五・八％である。https://www.e-stat.go.jp/stat-search/file-download?statInfId=000031653232&fileKind=1（掲載日不明、2019/07/22閲覧）

▼**7** James O. Drife.（1998）. Narrative in Surgery. In Trisha Greenhalgh, Brian Hurwitz（Eds.）*Narrative Based Medicine: Dialogue and Discourse in Clinical Practice*. BMJ Books. ジェームズ・O・ドライフ「外科と物語り《ナラティブ》」トリシャ・グリーンハル、ブライアン・ハーウィッツ編『ナラティブ・ベイスト・メディスン――臨床における物語りと対話』斎藤清二・岸本寛史・山本和利訳、金剛出版、二〇〇一年、一二〇頁）

▼**8** Seth S. Leopold.（2018）. What Is Narrative Medicine, And Why Should We Use it in Orthopaedic Practice?. *Clinical Orthopaedics and Related Research*, 476（11）, 2105-2107.

▼**9** 石山貴章（2011）「REAL HOSPITALIST［Vol.12］Case Closed パート3」週刊医学界新聞二〇一一年一二月五日、第二九五六号、一一頁

▼**10** Stephanie Bernell, Steven W. Howard.（2016）. Use Your Words Carefully: What Is A Chronic Disease?. *Frontiers in Public Health*, 4, 159.

▼**11** 厚生労働省（2007）「平成19年版厚生労働白書：医療構造改革の目指すもの」二九-三〇頁

▼**12** 二〇一八年の上西充子、紙谷高雪のツイッター投稿において、国会質疑等で政権側が野党の追及をかわすために論点をずらしたり、ごまかそうとするのを揶揄する表現として使われ、同年の「『現代用語の基礎知識』選 2018ユーキャン新語・流行語大賞」トップ10に選ばれるなど、広く知られるようになった。

▼**13** 厚生労働省（2016）「平成28年国民生活基礎調査」3健康票、第二巻、第七七表「有訴者率（人口千対）、年齢（5歳階級）・症状（複数回答）・性別」https://www.mhlw.go.jp/toukei/saikin/hw/k-tyosa/k-tyosa16/index.html（掲載日不明、2019/07/22閲覧）

▼**14** The International Association for the Study of Pain. *Terminology*. http://www.iasp-pain.org/Education/Content.aspx?ItemNumber=1698（2017/12/14最終更新、2019/07/22閲覧）

▼**15** Arthur Kleinman.（1988）. *The Illness Narratives: Suffering, Healing, And The Human Condition*. Basic Books.（アーサー・クラインマン『病いの語り――慢性の病いをめぐる臨床人類学』江口重幸・上野豪志・五木田紳訳、誠信書房、一九九六年、八五頁）

▼**16** 同書、九〇頁

▼**17** Ronald Melzack.（1975）. The Mcgill Pain Questionnaire: Major Properties And Scoring Methods. *Pain*, 1（3）, 277-299.

▼18 長谷川守、服部卓、猿木信裕ほか（1996）「日本語版 McGill Pain Questionnaireの信頼性と妥当性の検討」、日本ペインクリニック学会誌、三巻二号、八五-九一頁

▼19 Mamoru Hasegawa, Masaru Mishima, Isao Matsumoto, et. al.（2001）. Confirming the Theoretical Structure of the Japanese Version of the McGill Pain Questionnaire in Chronic Pain. *Pain Medicine*, 2（1）, 52-59.

▼20 Carl R.Rogers.（1957）. The Necessary and Sufficient Conditions of Therapeutic Personality Change. *Journal of Consulting Psychology*, 21（2）, 95-103.

▼21 Norio Mishima, Kubota Shinya, and Nagata Shoji.（2000）. The Development of a Questionnaire to Assess the Attitude of Active Listening. *Journal of Occupational Health*, 42（3）, 111-118.

▼22 Rita Charon.（2006）. *Narrative Medicine: Honoring the Stories of Illness*. Oxford University Press.（R・シャロン『ナラティブ・メディスン——物語能力が医療を変える』斎藤清二・岸本寛史・宮田靖志・山本和利訳、医学書院、二〇一一年、九六頁）

▼23 同書、ⅶ頁

▼24 ネル・ノディングズ『ケアリング——倫理と道徳の教育：女性の観点から』四七頁

▼25 アーサー・クラインマン『病いの語り——慢性の病いをめぐる臨床人類学』三〇三-三三一頁

▼26 R・シャロン『ナラティブ・メディスン——物語能力が医療を変える』九六頁

▼27 吉田みつ子は、このような視点の切り替えを、漫画を用いて行っている。吉田みつ子（2013）『看護倫理——見ているものが違うから起こること』医学書院

▼28 厚生労働省（2012）「介護予防マニュアル（改訂版：平成二四年三月）」一〇六-一〇八頁 https://www.mhlw.go.jp/topics/2009/05/tp0501-1.html（掲載日不明、2019/07/22閲覧）

▼29 Robert N. Butler.（1963）. The Life Review: An Interpretation of Reminiscence in the Aged, *Psychiatry*, 26（1）, 65-76.

▼30 David Haber.（2006）. Life Review: Implementation, Theory, Research, and Therapy, *The International Journal of Aging and Human Development*, 63（2）, 153-171.

▼31 James E. Birren, Donna E. Deutchman.（1991）. *Guiding Autobiography Groups for Older Adults: Exploring the Fabric of Life*. Johns Hopkins University Press.

▼32 同書、Kindle No.200.

▼33 同書、Kindle No.202.

▼34 Paul J. van der Maas, Johannes J. M. H. van Delden, Loes Pijnenborg, et. al.（1991）. Euthanasia and Other Medical Decisions Concerning the End of Life. *The Lancet*, 338（8768）, 669-674.

▼35 Harvey M. Chochinov, Thomas Hack, Susan McClement, et. al.（2002）. Dignity in the Terminally Ill: A Developing Empirical Model. *Social Science & Medicine*, 54（3）, 433-443.
▼36 Harvey M. Chochinov.（2012）. *Dignity Therapy: Final Words for Final Days*. Oxford University Press.（H・M・チョチノフ『ディグニティセラピー――最後の言葉、最後の日々』小森康永・奥野光訳、北大路書房、二〇一三年、七頁）
▼37 Erik H. Erikson, Joan M. Erikson.（1997）. *The Life Cycle Completed*. W. W. Norton & Company.（エリク・H・エリクソン、J・M・エリクソン『ライフサイクル、その完結』村瀬孝雄・近藤邦夫訳、みすず書房、二〇〇一年、八八頁）
▼38 小森康永、H・M・チョチノフ『ディグニティセラピーのすすめ――大切な人に手紙を書こう』金剛出版、二〇一一年、三四頁
▼39 小森康永（2018）「ディグニティセラピー」、日本保健医療行動科学会雑誌、三三巻一号、六八-七四頁
▼40 奥田真美（2017）『新しい回想レクリエーション――「人生紙芝居」』講談社
▼41 Ernst Bohlmeijer, Filip Smit, Pim Cuijpers.（2003）. Effects of Reminiscence and Life Review on Late-Life Depression: A Meta-Analysis. *International Journal of Geriatric Psychiatry*, 18（12）, 1088-1094.
▼42 Harvey M. Chochinov, Kristjanson, Linda J. Kristjanson, William Breitbart, et al.（2011）. Effect of Dignity Therapy on Distress and End-of-Life Experience in Terminally Ill Patients: A Randomised Controlled Trial. *The Lancet Oncology*, 12（8）, 753-762.
▼43 Marina Martínez, María Arantzamendi, Alazne Belar, et. al.（2017）. 'Dignity Therapy', a Promising Intervention in Palliative Care: A Comprehensive Systematic Literature Review. *Palliative Medicine*, 31（6）, 492-509.

第5章

▼1 たとえば、東海大学病院で発生した安楽死事件について、一九九五年に横浜地裁が下した判決では、安楽死のみでなく治療中止についても法的に容認できる条件が言及されているが、これが日本の医療現場で広く用いられる判断基準になっているとは言えない。

▼2 Talcott Parsons.（1951）. *The Social System*. The Free Press, pp. 436-437.
▼3 Irving K. Zola.（1972）. Medicine as an Institution of Social Control. *The Sociological Review*, 20（4）, 487-504.
▼4 Andrew Scull.（1975）. From Madness to Mental Illness: Medical Men as Moral Entrepreneurs. *European Journal of Sociology/Archives Européennes de Sociologie*, 16（2）, 218-261.
▼5 Stephen J. Pfohl.（1977）. The "Discovery" of Child Abuse. *Social problems*, 24（3）, 310-323.
▼6 Joseph W. Schneider.（1978）. Deviant Drinking as Disease: Alcoholism as a Social Accomplishment. *Social Problems*, 25（4）, 361-372.

▼7 Guyora Binder, Robert Weisberg.（2000）. *Literary Criticisms of Law*. Princeton University Press. pp. 201-291.

▼8 額賀淑郎、金一裕之、赤林朗（2007）「日本における生命倫理政策の歴史的展開――生命倫理委員会の合意形成」、生命倫理、一七巻一号、六五-七三頁

▼9 リタ・シャロン「ナラティブ・ベイスト・メディスンの倫理性」、ブライアン・ハーウィッツ、トリシャ・グリーンハル、ヴィーダ・スカルタンス編『ナラティブ・ベイスト・メディスンの臨床研究』斎藤清二・岸本寛史・宮田靖志訳、金剛出版、二〇〇九年

▼10 同書、一四頁

▼11 筆者自身も、こうした方法論を検討してきた。宮坂道夫『医療倫理学の方法――原則・手順・ナラティヴ』医学書院、二〇〇五年

▼12 中西淑美（2012）「医療メディエーションと実践者教育」、医療コンフリクト・マネジメント、一号、一三-三〇頁

▼13 米国精神医学会のＤＳＭ－５では「アルコール使用障害」という名称になっている。

▼14 Paul M. G. Emmelkamp, Ellen Vedel.（2006）. *Evidence-Based Treatments for Alcohol and Drug Abuse: A Practitioner's Guide to Theory, Methods, and Practice*. Routledge.

▼15 Seán O'Halloran.（2005）. Symmetry in Interaction in Meetings of Alcoholics Anonymous: The Management of Conflict. *Discourse & Society, 16*（4）, 535–560.

▼16 「断酒の誓」とともに、公益社団法人・全日本断酒連盟のホームページに掲載されている。https://www.dansyu-renmei.or.jp/index.html（2018/10/24最終更新、2019/07/23閲覧）

▼17 「言いっぱなし、聴きっぱなし」のルールは、ＡＡでも採り入れられているとされるが、少なくともケインの報告する米国のＡＡでは、批判や訂正の要求がなされている。

▼18 酒井菜津子、宮坂道夫（2013）「断酒会における規範逸脱とその修正についてのナラティヴ分析」、質的心理学研究、一二号、一一九-一三七頁

▼19 Karl Tomm, Michael F. Hoyt, Stephen P. Madigan.（1998）. Honoring Our Internalized Others and the Ethics of Caring: A Conversation With Karl Tomm. In Michael F. Hoyt（Ed.）*The Handbook of Constructive Therapies*. Brunner-Routledge. pp. 198-218.

▼20 David Epston. *Catching up with David Epston: A Collection of Narrative Practice-Based Papers, Published between 1991 and 1996*. Dulwich Centre Publications.（D・エプストン『ナラティヴ・セラピーの冒険』小森康永訳、創元社、二〇〇五年、七八頁）

▼21 同書、七九-八〇頁

▼22 内在化された他者への質問は、対立し合うナラティヴを調停するだけのために用いられているわけではなく、介入的ナラティヴ・アプローチとしても用いられてもいる。とりわけ、大きな衝撃を経験した人に対するカウンセリングでの実践報告には、非常に興味深

いものがある。たとえば、父親が母親に暴力を振るうのを目にした八歳の子どもへのカウンセリングを行ったダーモット・ハーレイは、子どもが内面化している母親に話しかける面接を報告している。家族の死別を経験した人を対象にしたセラピーに採り入れた報告もある。この場合、内在化されるのは、亡くなった人である。ナンシー・モウルズは、悲惨な交通事故で末っ子を失い、それから一年が経つのを節目として、一家で旅行に出かけた際に、父親が心臓発作で亡くなるという、非常に過酷な経験をした家族に対するセラピーを行った。そのなかで、死んだ父親を内在化する面接を行っている。

▼23 Sheila McNamee, Kenneth J. Gergen.（Eds.）（1992）. *Therapy as Social Construction*. Sage.（S・マクナミー、K・J・ガーゲン編『ナラティヴ・セラピー——社会構成主義の実践』野口祐二・野村直樹訳、金剛出版、一九九七年、九二-九三頁）

▼24 同書、九五頁

▼25 Tom Andersen.（1991）. *The Reflecting Team: Dialogues and Dialogues About the Dialogues*. W W Norton & Company.（T・アンデルセン『リフレクティング・プロセス（新装版）——会話における会話と会話』鈴木浩二訳、金剛出版、二〇一五年、二五-二八頁）

▼26 これは、セイックラが第三四回日本家族研究・家族療法学会つくば大会（二〇一七年八月一九日、つくば国際会議場）の「オープンダイアローグ特別ワークショップ」にて語った言葉である。

▼27 オープンダイアローグ・ネットワーク・ジャパン（ODNJP）「オープンダイアローグ対話実践のガイドライン第1版」https://www.opendialogue.jp/対話実践のガイドライン/（掲載日不明、2020/1/3閲覧）

▼28 Jaakko Seikkula, Mary E. Olson.（2003）. The Open Dialogue Approach to Acute Psychosis: Its Poetics and Micropolitics. *Family Process*, 42（3）, 403-418.

▼29 Ibid. pp. 413-414.

▼30 内在化された他者への質問とリフレクティング・チームについては、それだけで心のケアが完結するというよりは、一つの手法として位置づけられて、他の手法と組み合わされて使われることもあるためか、これらを単独で効果を検証した論文は少ないようである。断酒会は、日本でのものであるため、規模は小さいが効果を検証した研究が行われている。

▼31 Lee A. Kaskutas.（2009）. Alcoholics Anonymous Effectiveness: Faith Meets Science. *Journal of Addictive Diseases*, 28（2）, 145-157.

▼32 Jaakko Seikkula, Birgitta Alakare, Jukka Aaltonen, et. al.（2003）. Open Dialogue Approach: Treatment Principles and Preliminary Results of a Two-Year Follow-Up on First Episode Schizophrenia. *Ethical Human Sciences and Services*, 5（3）, 163-182.

▼33 Freeman A. M., Tribe R. H., Stott J. C., & Pilling S.（2018）. Open Dialogue: a Review of the Evidence. *Psychiatric Services*, 70（1）, 46-59.

▼1 Makiko Sanjo, Mitsunori Miyashita, Tatsuya Morita, et. al.（2008）. Perceptions of Specialized Inpatient Palliative Care: A Population-Based Survey in Japan. *Journal of Pain and Symptom Management*, 35(3), 275-282.

▼2 OECD（2009）. *OECD Factbook 2009: Economic, Environmental And Social Statistics*. OECD Publishing. https://www.oecd-ilibrary.org/economics/oecd-factbook-2009_factbook-2009-en（掲載日不明、2020/1/3閲覧）

▼3 日本認知行動療法協会「メンタルヘルスの国際比較」https://www.jabct.org/home-japanese/メンタルヘルスの国際比較/（更新日不明、2019/07/28閲覧）

▼4 精神保健及び精神障害者福祉に関する法律（精神保健福祉法）の三三条に規定され、指定医が入院の必要があると認め、しかも任意入院が行われる状態にないと判定した場合に、家族などの同意によって入院させる強制入院を指す。これ以外に、都道府県知事の権限による措置入院、指定医だけの判断による応急入院などの強制入院が同法に定められている。

▼5 厚生労働省（2017）「医療保護入院制度に関する参考資料」（第7回これからの精神保健医療福祉のあり方に関する検討会、二〇一七年一月二七日）https://www.mhlw.go.jp/file/05-Shingikai-12201000-Shakaiengokyokushougaihokenfukushibu-Kikakuka/0000108755_12.pdf（2017/1/30更新、2019/08/31閲覧）

▼6 厚生労働省（2018）「第1回公認心理師試験（平成三〇年九月九日実施分）合格発表について」https://www.mhlw.go.jp/stf/newpage_02578.html（2018/11/30更新、2019/08/31閲覧）

▼7 朝日新聞（2019）「緒に就いた「公認心理師」――課題超え、どう育てる」https://www.asahi.com/articles/ASLDM4598LDMULZU008.html（2019/1/14更新、2019/08/31閲覧）

▼8 松木邦裕（2017）「精神科医はパーソナリティに処方する（精神科医にとっての薬物療法の意味）」、精神医学、五九巻二号、一二四-一二六頁（引用箇所：一二五頁）

▼9 Gottfried W. Leibniz.（1714）. *La Monadologie*. German translation was published by Kohler in 1721, the original（in French）by Erdmann in 1840.（G・W・ライプニッツ『モナドロジー』清水富雄・飯塚勝久・竹田篤司訳、Kindle版、中央公論新社、二〇〇五年、Kindle No. 817-820）

▼10 日本うつ病学会（2017）『うつ病治療ガイドライン 第2版』医学書院、二-一〇頁

▼11 ①症状性を含む器質性精神障害、②精神作用物質の使用による精神及び行動の障害、③統合失調症、統合失調症型障害及び妄想性障害、④気分［感情］障害、⑤神経症性障害、ストレス関連障害及び身体表現性障害、⑥生理的障害及び身体的要因に関連した行動症候群、⑦成人の人格及び行動の障害、⑧知的障害〈精神遅滞〉、⑨心理的発達の障害、⑩小児〈児童〉期及び青年期に通常発症する

▼12 行動及び情緒の障害、⑪詳細不明の精神障害。
①神経発達症群／神経発達障害群、②統合失調症スペクトラム障害および他の精神病性障害群、③双極性障害および関連障害群、④抑うつ障害群、⑤不安症群／不安障害群、⑥強迫症および関連症群／強迫性障害および関連障害群、⑦心的外傷およびストレス因関連障害群、⑧解離症群／解離性障害群、⑨身体症状症および関連症群、⑩食行動障害および摂食障害群、⑪排泄症群、⑫睡眠／覚醒障害群、⑬性機能不全群、⑭性別違和、⑮秩序破壊的・衝動制御・素行症群、⑯物質関連障害および嗜癖性障害群、⑰神経認知障害群、⑱パーソナリティ障害群、⑲パラフィリア障害群、⑳他の精神疾患群、㉑医薬品誘発性運動症群および他の医薬品有害作用、㉒臨床的関与の対象となることのある他の状態。

▼13 Kenneth S. Kendler.（2016）. The Nature of Psychiatric Disorders. *World Psychiatry*, 15（1）, 5-12.

▼14 このように、自然界と生物個体とに共通の構成要素を仮定して、その活動やバランスによって病気を説明する考え方自体は、洋の東西を問わず、近代以前の医学の学説としてはきわめてありふれたものだった。

▼15 Douglas J. Lanska, Joseph T. Lanska.（2007）. Franz Anton Mesmer and the Rise and Fall of Animal Magnetism: Dramatic Cures, Controversy, and Ultimately a Triumph for the Scientific Method. In Harry Whitaker, C. U. M. Smith, Stanley Finger（Eds.）*Brain, Mind and Medicine: Essays in Eighteenth-Century Neuroscience*. Springer. pp. 301-320.

▼16 Julien Bogousslavsky, Olivier Walusinski, Denis Veyrunes.（2009）. Crime, Hysteria and Belle Époque Hypnotism: The Path Traced by Jean-Martin Charcot and Georges Gilles de la Tourette. *European Neurology*, 62（4）, 193-199.

▼17 John B. Watson.（1913）. Psychology as the Behaviorist Views it. *Psychological Review*, 20（2）, 158-177.

▼18 一七四七年に、ジュリアン・ド・ラ・メトリーが『人間機械論』を刊行したのだが、これはその百年ほど前にデカルトが考え出した動物機械論を人間に当てはめたものである。第三章で述べたように、デカルトは「我思う、故に我あり」と言いながら、独立した「自己」の存在を認めていなかった。身体という入れ物に、神聖な魂（精神）を神が吹き込んだものが、すなわち人間というものである。デカルトは人間だけが魂をもち、これが人間と動物を分けているものだと考えたのだが、その魂というものに高い個別性を認めていなかった。つまり、人が違っても、神が吹き入れた魂には本質的な差異はないはずだった。このように、人間の内面への無関心さは、もとをたどればデカルトに行き着くように思える。

▼19 認知行動療法のみが、現時点でわが国の唯一の保険診療で認められた心理療法になっているのは、こうした理由からだと見なすのはうがった見方だろうか。

▼20 Jeanne C. Watson, Rhonda N. Goldman, Leslie S. Greenberg.（2011）. Humanistic and Experiential Theories of Psychotherapy. In John C. Norcross, Gary R. VandenBos, Donald K. Freedheim.（Eds.）*History of Psychotherapy: Century and Change, 2nd edition.* American Psychological Association. pp. 141-172.

▼21 精神分析も認知行動療法も、実在論的なスタンスを保ったままでナラティヴの概念を導入することは可能である。P・ブルックスが『精神分析と物語』（小原文衛訳、松柏社、二〇〇八年）のなかで、「性的欲望は語りのプロットと同じ」（二二頁）であると述べているように、人間の深層心理や情動を説明するのにナラティヴの概念を用いることはまったく合理的であろう。認知行動療法にしても、認知の歪みをナラティヴの歪みと見なして、それを改善するような介入を考えることができる。その顕著な例として、過酷な暴力や虐待を経験して心的外傷を負った人などに行われている「ナラティヴ・エクスポージャー・セラピー」をあげることができる。

▼22 Donald E. Polkinghorne.（1991）. Narrative and Self-Concept. *Journal of Narrative and Life History*, 1（2&3）, 135-153.

▼23 ポーキンホーンは、人間の認知的構造化のヒントが、ゲシュタルト心理学の「視覚的構成visual configuration」にあるとする。白い紙に三つの点がある。それらを見て、私たちは瞬間的に一つの三角形を想起する。個々の点は孤立したものとして認識されるのではなく、三角形という全体の一部として、互いに関連をもつ存在として認識される。同じように、個々バラバラの事象の経験が、ある全体の一部と見なされることで、その意味が理解できる。（Ibid. pp. 136-137）

▼24 McAdams.（2008）. op. cit.

▼25 Paul Ricoeur.（1985）. *Temps et Récit, III, Le Temps Raconte*, Seuil.（P・リクール『時間と物語III』久米博訳、新曜社、一九九〇年、四四八頁）

▼26 Antonio Damasio.（1999）. *The Feeling of What Happens: Body and Emotion in the Making of Consciousness*. Harcourt Brace & Company.（A・ダマシオ『無意識の脳 自己意識の脳——身体と情動と感情の神秘』田中三彦訳、講談社、二〇〇三年）

▼27 Hubert J. M. Hermans.（2001）. The Dialogical Self: Toward a Theory of Personal and Cultural Positioning. *Culture & Psychology*, 7（3）, 243-281.

▼28 James.（1890）. op. cit., p. 291.

▼29 Hubert J. M. Hermans.（2001）. The Dialogical Self: Toward a Theory of Personal and Cultural Positioning. *Culture & Psychology*, 7（3）, 243-281.

▼30 Hubert J. M. Hermans.（2006）. Moving through Three Paradigms, Yet Remaining the Same Thinker. *Counseling Psychology Quarterly*, 19（1）, 5-25.

▼31 Hubert J. M. Hermans.（1987）. The Dream in the Process of Valuation: A Method of Interpretation. *Journal of Personality and Social Psychology*, 53（1）, 163-175.

▼32 Ibid. p. 165.

▼33 喜び、無力、自尊心、不安、幸福、心配、強さ、ストレス、楽しみ、思いやり、愛、自己疎外、不幸、優しさ、罪悪感、連帯、自信、孤独感、ぬくもり、信頼、劣等感、親密性、安心、怒り、落胆、プライド、エネルギー、失望、平穏、自由の三〇項目である。

▼34 Hermans.（2006）. op. cit., p. 9

▼35 Gregory Bateson.（1979）. *Mind and Nature: A Necessary Unity*. Dutton.

▼36 David Denborough.（2001）. The narrative metaphor in family therapy: An Interview with Michael White. In: David Denborough（Ed.）.（2001）. *Family Therapy: Exploring the Field's Past, Present and Possible Futures*. Dulwich Centre Publications. pp. 131-138.

▼37 David Epston. What I Would be Doing If I Were With You! Address to the Narrative Therapy as Contextual Practice in South Africa Conference, Cape Town, October 12–13, 2009.

▼38 Michael White, David Epston.（1990）. *Narrative Means to Therapeutic Ends*. WW Norton & Company.（M・ホワイト、D・エプストン『物語としての家族』小森泰永訳、金剛出版、一九九二年、五九-九九頁）

▼39 芥子川ミカ（2006）『妖怪セラピー――ナラティブ・セラピー入門』明石書店

▼40 柏葉修治（2011）「外在化とソーシャルサポートによる軽度のうつ状態からの回復事例」、吉備国際大学臨床心理相談研究所紀要、八巻、一九-二五頁

▼41 Erving Goffman.（1961）. *Asylums: Essays on the Social Situation of Mental Patients and Other Inmates*. Anchor Books. p. 127.

▼42 **Лев С. Выготский.**（1956）. **Мышление и Речь. Избланные Психологические Исследования.**（ヴィゴツキー『思考と言語』柴田義松訳、新読書社、二〇〇一年、二九七-三〇四頁）

▼43 Michael White.（2007）. Maps of Narrative Practice. W W Norton & Co.（M・ホワイト『ナラティヴ実践地図』小森康永・奥野光訳、金剛出版、二〇〇九年、二三一-二四二頁）

▼44 Barbara Myerhoff.（1982）. Life History among the Elderly: Performance, Visibility, and Re-membering. In Jay Ruby（Ed.）*A Crack in the Mirror. Reflective Perspectives in Anthropology*. University of Pennsylvania Press. pp. 231-247.

▼45 Barbara Myerhoff.（1980）. *Number Our Days: A Triumph of Continuity and Culture Among Jewish Old People in an Urban Ghetto*. Touchstone. p. 32.

▼46 Stefan M. van Geelen, Coralie E. Fuchs, Hubert J.M. Hermans, et al.（2011）. Self-Investigation in Adolescent Chronic Fatigue Syndrome: Narrative Changes and Health Improvement. *Patient Education and Counseling*, 83(2), 227-233.

▼47 Rodrigo T. Lopes, Miguel M. Gonçalvesa, Paulo P.P. Machado, et al.（2014）. Narrative Therapy vs. Cognitive-Behavioral Therapy for Moderate Depression: Empirical Evidence from a Controlled Clinical trial. *Psychotherapy Research*, 24(6), 662-674.

終章

▼1 Mark Hayward.（2015）. Evidence, Outcomes and Michael White's Positioning Ideas. https://dulwichcentre.com.au/evidenceoutcomes-and-michael-whites-positioning-ideas-by-mark-hayward/（更新日不明、2019/08/31閲覧）

▼2 岡田美智男（2017）『〈弱いロボット〉の思考――わたし・身体・コミュニケーション』講談社

▼3 池田喬（2013）「死に至る存在としての人間――ハイデガーとケア」、明治大学教養論集、通巻四九三号、一四五-一六七頁（引用箇所：一五一-一五二頁）

あとがき

本書を最後まで読んでいただいた方のために、この「あとがき」には、本書のなかで筆者が示した仮説——それらは本書の骨組みになっている——と、本書ができるまでの経緯を簡単に記しておく。

＊＊＊

本書は、いくつかのシンプルな仮説を骨組みとして用いることで、これまであちらこちらに分散していたナラティヴの理論と実践とを、一つの大きな系統図のなかに収める試みであった。

その仮説の第一は、もののの見かたには、「実在論」と「構築論（構築主義）」とがあって、今日の医療を席巻している「エビデンス・ベイスト・メディスン」は実在論であり、これに対して「ナラティヴ」的な実践（「ナラティヴ・アプローチ」とか「ナラティヴ・ベイスト・メディスン」等と呼ばれているもの）は構築論である、という見立てである。

この二項対立な見立てを適用すると、ヘルスケアの多くの実践をそれぞれの場所に位置づけることができるように思えた。実在論的ヘルスケアも、構築論的ヘルスケアも、どちらも「個々の患者の健康上の問題解決」を目的とすることには変わりがない。両者の違いは、「標準化されたケアの提供」なのか、あるいは「個別化されたケアの提供」なのかという、ケア者の行動規範の違いにほかならない。さらに言えば、その根底にあるのは、公平性（同じ状態の患者には同質の治療が提供されるべき）もしくは公正性（評価主体は患者であるべき）という、ケアの基盤となる倫理原則の違いである。

本書では、構築論的ヘルスケアのほうをテーマにしてきたのだが、そのほうが正しいとか、すぐれていると、論じてきたわけではない。ただ言えるのは、ヘルスケアには二つの異なるタイプのものがあるのだということを、ケア者が自覚して、ケアを受ける人に開示することが、倫理的に望ましい態度ではないかということである。

今日の医療でエビデンス・ベイスト・メディスンが隆盛を誇っているのは、それが正しいからではなく、医療という制度化されたヘルスケアが、「標準化」への指向性を非常に強くもっている、ということにすぎない。

これに対して、構築論的ヘルスケアとしてのナラティヴ・アプローチは、本書で具体的なものをいくつも眺めてきたのだが、実際のヘルスケアの現場では、なおも存在感が薄いものにとどまっている。とりわけ深刻に思えるのは、本質的に構築論的ヘルスケアの性格が強いはずの「心のケア」が、この国ではきわめて低調だという点である。これについて、「個別化されたケアの提供」という視点から考え直してみるのも、意味があるように思う。

＊＊＊

第二の仮説は、ヘルスケアの関心領域には、身体機能、生活機能、人生史の三つがある、というものである。要するに、ヘルスケアは、この三つの領域での患者の問題を解決するために行われるものだ、という考え方である。このうちの「身体機能」と「生活機能」という二つの設定には多くの人の同意を得られそうな気がするが、「人生史」をヘルスケアの第三の関心領域としたことについては、異論が聞こえてきそうである。「患者の人生史にまで立ち入ることが、はたして医療のやるべきことだろうか」というように。

これについては、そういった議論が起こることを歓迎したいというほかはない。たとえば、最近話題になった「人生会議」という一つの事例を考えてみるだけでも、ヘルスケアが病者の人生史に無関心でいることはあり得ない理由が見つかるはずだと、筆者は思う。もともとは英語の advance care planning という、直訳すれば「事前ケア計画」という素っ気ない言葉に対して、どうして「人生会議」という愛称が提案されたのか。どうして、厚生労働省が普及啓発用につくったポスターが批判の的になったのか――。

こういった点を考えていくと、「人生史」という関心領域が、医療という制度化されたヘルスケアのなかで空白地帯のようになっている状況が見えてくるように思える。

第三の仮説は、ナラティヴ・アプローチを、「解釈」「調停」「介入」の三つに分類したことである。もちろん、これについても、もっとよい分類があるかもしれないし、この分類法では、抜け落ちてしまうものもあるかもしれない。

とりわけ、本書では「ケアする私」と「ケアされる私」という二者関係のなかでナラティヴ・アプローチをとらえようとしたために、サイコドラマ、当事者研究、闘病記など、関連のありそうな興味深い実践でも、取り上げられなかったものがある。ヘルスケアのなかにある、こういった多彩な実践を、ナラティヴ・アプローチとして位置づけていくためには、さらに掘り下げた視点が必要なのかもしれない。

いずれにしても、本書で触れることができたのは、ナラティヴ・アプローチとか、構築論的ヘルスケアと呼べるもののうちの、ごく一部にすぎないということは述べておく必要があるだろう。

仮説というものは、大胆につくってみて、それを人に見せて批判を受けることで、より強固なものになったり、あるいはもっと別なものに取って代わられていくというのが、本来のあるべき姿ではないかと筆者は考えている。本書で描いた仮説も、そのように批判を受けて変わっていったり、消えていったりすることだろう。

＊＊＊

筆者が「ナラティヴ」というテーマに関心をもつようになってから、二〇年ほどになる。グレゴリー・ペンスの『Classic Cases in Medical Ethics: Accounts of Cases That Have Shaped Medical Ethics』(『医療倫理——よりよい決定のための事例分析(1・2)』、みすず書房)という本を翻訳した際に、倫理問題への私たちの反応は、その問題に含まれる当事者の人たちに、私たちがどれだけ関心をもっているかに左右される、ということが書かれていた。それ以来、原則的な議論のほかに、関心という、まったく毛色の異なる議論が必要なのだと考えるようになり、それから長いあいだ、倫理とナラティヴの関係とか、医療におけるナラティヴというものの位置づけを考えてきたのだが、全体を包括的にとらえる構図が見えてきたのは、まさしく本書を執筆するなかでのことだった。

執筆当初は、「老年期医療におけるナラティヴ・アプローチ」「周産期医療におけるナラティヴ・

アプローチ」というような具合に、医学の領域ごとに実践されているナラティヴ・アプローチを整理することを考えていた。しかし、文献にあたってみると、これは困難だということがすぐに分かった。老年医学や精神医学の領域には、ナラティヴ・アプローチの実践と呼べるものが確かにあるが、そのような領域は例外的であり、多くの領域では、ナラティヴ・アプローチの実践報告がきわめて少ないということに気づいた。

そのために、ナラティヴ・アプローチの「形」に注目して、「解釈」「調停」「介入」という分類をするほうがよさそうだということ、その際に、「実在論」と「構築論」という対立図式を使えることに思い至った。この、いわば縦串と横串にあたる骨組みを見つけたことで、本書の執筆はようやく軌道に乗ったのだった。

＊＊＊

最後に、本書の完成のために、助けていただいた方々に謝辞を献げたい。

まず、約二〇年間にわたる筆者のナラティヴについての研究の資金の多くとして、科学研究費を使わせていただいたことに感謝したい。筆者が代表研究者であったものに限って研究種目と課題番号を列挙するだけでも、萌芽研究・12871005、若手研究A・14701001、萌芽研究・15652001、基盤研究B・18320006、基盤研究A・22242001、挑戦的萌芽研究・16K13148、基盤研究B・17H02261と、多数にのぼる。これらの資金源は国民の税金であり、国民の皆様に深く感謝する。そのうえで、これらの研究に関わってくれた、数多くの共同研究者の皆様に感謝する。

筆者は、研究で得られた成果を、実際に大学での教育に反映させており、そのような場を与えてくれるとともに、いつも温かく支え続けてくれた新潟大学の皆様、とりわけ医学部保健学科/大学院保健学研究科の皆様に、心より感謝する。くわえて、教える側の筆者に大きな示唆を与え続けてくれた新潟大学とその他の大学や専門学校の学生、および筆者の倫理研修等を受講した皆様にも感謝する。特に、医療資格ももたず、自分では何らのケア実践を行っているわけではなく、ケア者の後ろにそっと立っている者にすぎない筆者に、実際に現場でぶつかり、思い悩んでいる実例を教えてくれた実践者の皆様には、大いに助けていただいた。そうした実例の一部は、本書で触れられている事例として役立てさせていただいた(多くは架空のものとするために、複数の事例を混合する形で用い、一部は許諾を得たうえで実際のものを用いた)。以上の方々について、お名前をここにあげることはできないが、お一人お一人に心から感謝する。

いちばん最後に、本書の執筆と編集の過程に直接関わっていただいた方々に感謝したい。原稿を隅々まで読んで文章を点検してくれた宮坂徳子氏、企画段階から筆者を励まし、根気強く編集作業を行ってくれた医学書院の金子力丸氏、および美しい装幀とブックデザインをしていただいた松田行正氏、杉本聖士氏、素晴らしいイラストをご提供いただいた吉田秀斗氏に、この場を借りて感謝申し上げる。

二〇二〇年一月　宮坂道夫

著者紹介

宮坂道夫（みやさか・みちお）

1965年、長野県松本市生まれ。新潟大学大学院保健学研究科教授。大阪大学で医科学修士、東京大学で博士（医学）。専門は医療倫理、看護倫理、生命倫理、ナラティヴ・アプローチ 。著書に『医療倫理学の方法――原則・ナラティヴ・手順』（医学書院）、『ハンセン病――重監房の記録』（集英社新書）、『ナラティヴ・アプローチ』（勁草書房、共著）、『We Shall Bear Witness: Life Narratives and Human Rights』（Wisconsin University Press、共著）、『Social and Ethical Aspects of Radiation Risk Management』（Elsevier Science、共著）など。訳書にグレゴリー・ペンス『医療倫理――よりよい決定のための事例分析（1・2）』（みすず書房）、キャサリン・リースマン『人間科学のためのナラティヴ研究法』（クオリティケア）など（いずれも共訳）。宮沢賢治を敬愛し、週末だけ郊外の畑で晴耕雨読。

対話と承認のケア―ナラティヴが生み出す世界
発　行　2020年 2 月 15 日　第 1 版第 1 刷©
　　　　2022年 10 月 15 日　第 1 版第 4 刷
著　者　宮坂道夫《みやさかみちお》
発行者　株式会社　医学書院
　　　　代表取締役　金原　俊
　　　　〒113-8719　東京都文京区本郷 1-28-23
　　　　電話　03-3817-5600(社内案内)
印刷・製本　三美印刷

ISBN978-4-260-04161-4